本当のあなたを知るための前世療法

インテグラル・ヒプノ
独習マニュアル

松村 潔

インテグラル・ヒプノ

「インテグラル・ヒプノ」とは私の造語である
統合的前世探索とでもいえばいいのか
大きな自己を見出すためのツールである
インテグラル・ヒプノは
誰でも覚えることができるし
使うことができる

はじめに

　人間の人生を、肉体を中心とした数十年で終わりと考えるのではなく、もっと長いスパンで続くものだと考えるのは古い時代の発想法ですが、その入り口としてヒプノセラピーは貢献度の高いものではないかと思います。ただ、考え方が個人を中心に見ていく現代の場合、知識の基盤がないために、ヒプノの手法も、行き先をさまよってしまう可能性はあります。

　そのため、前世探索（前世探査）にはその構造と、またシンプルでもいいからマップが必要だと考えました。

　本書は、プラトン年・プラトン月・プラトン日というわりに長く使われてきた考え方を元にして、人間の自我・アストラル体・エーテル体・肉体を、2万6000年単位・2200年単位・300年前後・72年単位というふうに、時間サイクルで分類してみたのです。

　西洋占星術は、72年単位という最も小さな個人存在の内部を考える時には有用です。また天王星・海王星・冥王星は、これよりも大きな単位のものへの「架け橋」として活用することも可能かもしれません。特に冥王星はそうではないかと思います。

　理屈としては、魂の1年は2万6000年であり、この中で、個人は360回の生まれ変わりをします。ただし、それは実際の回数ではなく、経験単位としてのもので、経験としてのデータが手に入るのならば、実際に生まれる・生まれないは問題にはならないのです。

　360回という単位よりも、ぐっと少ない人もいれば、またもっと多いケースもあると思います。

　それは私たちの意識の重心がもっと肉体の細部に入り込むと、パソコン

のファイルの下の階層のフォルダに入るのと同じで、たくさんのデータに出会うことになるし、また大まかなレベルに入ると、数千年を1月として認識するような意識にも入り込むことになり、それぞれそのレベルにおいて記憶があり、意識があるということなのです。

　私たちの肉体を構成する組織はそうとう複雑な階層構造を持っていますが、レストランで食事をしている時に、考え事をしていれば、身体の五感が受け取った食べ物情報を私たちは自動処理にしてしまい、私たちの肝心の意識はその情報を拾っていません。つまり、私たちは、食事をしているレベルをスキップして、自分はもっと上空にいて、もっと統合的な印象を受け取っています。

　前世探索には物質的な基準というものがないために、リアリティは変化しやすく、どこを重心にしたものにチューニングするかは目的次第なのです。あくまで肉体を持つ個人ということにフォーカスしようとしても、実際にはそれが無理、あるいは枠を飛び越えてしまうこともあるのです。

　つまり、前世探索では、人間存在の基準というものをもっと柔軟にとらえなくてはなりません。やっているうちに、人間は肉体を持つ存在であるという範囲をあっという間に踏み外してしまうでしょう。

　そしてそうなるのは、肉体を中心に見ている思想からすると脱線ですが、本来の宇宙哲学のようなものからすると、ごくごく普通のことなのです。

　識別のためのマップさえあれば混乱しなくてすみます。そういう視点から、本書を書きましたが、そもそも題材があまりにも範囲の広いものですから、たくさんの事柄をカバーできないのは事実で、もっとその先を発展させたいと思っている、というのが正直なところです。

　ヒプノをすると常識を覆すようなものがたくさん出てきます。

はじめに

　おそらくヒプノセラピストが、それを取り込むだけの広い知性を持っていないことが多いために、無理やり自分の知識体系に押し込もうとして誘導の方法を曲げてしまうこともあるのではないでしょうか。
「私が筒だった時」
「私が蛇だった時」
　こういう言い方をすると、もうお手上げかもしれません。解釈のための正しい知識を手に入れるためには、もっと広大な宇宙哲学が必要なのではないでしょうか。
　1999年のノストラダムスの予言で騒いでいた時も、また2012年のアセンションの話題も、結局、何もなかったと思っている人も多いと思います。
　実は、これらはみな肉体をベースとした個人という視点から見ているために、私たちがあっという間に情報を取りこぼし、その真の意味から脱落してしまうのです。つまり、処理不能に陥っているだけです。
　これらの意味を理解するには、肉体から外に出た、もう一つ大きな単位のボディから考えなくてはならなかったのです。もっと大きな単位の、大きな自己から見る視点。これを獲得することができたら、人生をもっと楽しく過ごすことができます。
　否定的で混乱しているようにみえるものも、実はそうではないことがわかってきます。その点で、前世探索というのは非常に前向きなものです。
　本書では、私はばらばらなまとまりのない前世探索から抜け出して、もっと統合的な「大きな自己を探す」というコンセプトの前世探索を想定しています。
　きっとこれだけではわからないかもしれませんが、しかし、考えるきっかけとして、読んでみてほしいと思います。

本当のあなたを知るための前世療法
インテグラル・ヒプノ独習マニュアル　　　　　Contents

　　はじめに　2

Lesson 1　前世の存在に気づくこと　10

Lesson 2　今の人生の範囲よりも長期的な影響　13

Lesson 3　より大きな自己を関連づける　17

Lesson 4　死の恐怖を緩和する　22

Lesson 5　上から下を見ること　28

Lesson 6　西洋占星術の七つの天体の考え方　34

Lesson 7　太陽の代理人としての地球人類　37

Lesson 8　惑星グリッド　42

Lesson 9　ジオデティックサイン、
　　　　　プラトン立体の二次元へのダウングレード　48

Lesson 10　分割することで時間が生まれる　59

Lesson 11　7と12の関係／「足すこと」と「かけること」　62

Lesson 12　卵のかたちをしている生命　67

Lesson 13　大きな自己としての構造、クラスターの区分　74

Lesson 14　上から降りないと打開できない法則　80

---

i

Lesson 15　リラックス・呼吸法・想像による卵作り　84

Lesson 16　日本のお笑いの意義　92

Lesson 17　頭から足を点検する　95

Lesson 18　四つのゼロポイントと至点・分点　98

Lesson 19　筒を突き刺す　104

Lesson 20　堅い卵の殻を作る　108

Lesson 21　頭の中心の回転ドア　113

Lesson 22　横移動は壁に当たりどこにも移動しない　116

Lesson 23　卵の細部を読む　120

Lesson 24　ペルセウスの輝く楯　124

Lesson 25　どのような靴か？　127

Lesson 26　前世記憶が拾うことができるものとできないもの　130

Lesson 27　法則が破綻する場所　139

Lesson 28　避けられない不幸と偶然性／不便な方が良いという理由　143

Lesson 29　生まれ変わりマップ　146

Lesson 30　地上の作業場　149

Lesson 31　第五元素でできた私のエッセンスを描く「世界」のカード　158

Lesson 32　影を持ち休みなく生まれること　161

Lesson 33　エーテル体は重なっている　166

Lesson 34　悪しき衣を着た良き者　169

Lesson 35　大アルカナと小アルカナ　176

Lesson 36　体験のスキップ　178

Lesson 37　上から下に降りる魂　183

Lesson 38　石を使うことの意義　195

Lesson 39　エーテル物質はべたべたした素材　208

Lesson 40　餅はエーテル体を表す暗喩　211

Lesson 41　タマフリとタマシズメ＝「星」のカードと「太陽」のカード　216

Lesson 42　稲荷縁起では白い馬は白い鳥に言い換えられる　220

Lesson 43　分身作りとは前世の私へのアクセス　224

Lesson 44　紐で結ぶ　229

Lesson 45　タマフリの実際的手法　233

Lesson 46　外に出さないことには時間の外に行けない　237

Lesson 47 惑星グリッドとの関係を再考　240

Lesson 48 チャクラの上と下は鏡像構造　243

Lesson 49 想像からリアリティに乗っ取られる瞬間に
　　　　　　信念体系の壁が破られる　247

Lesson 50 まとめ　252

　前世質問リスト　260

　おわりに　262

　著者紹介　266

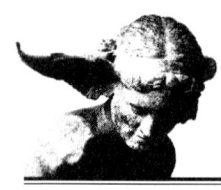

Integral Hypno Self-study Manual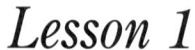

前世の存在に気づくこと

30年近く前にはまだマイナーだったヒプノは眠りの神が言葉の由来となっている

　ヒプノセラピーは催眠状態あるいはトランス状態の中で前世を見て、そこから今の人生の問題解決に役立てるセラピー手法です。
「ヒプノ」という言葉は、「ヒュプノス（Hypnos）」というギリシャの眠りの神の名前が由来で、ニュクスの息子のことです。兄弟にはタナトスやモロなどの死の神、さらにはオネイロス（「夢」を意味する）がいます。眠り、死、夢は互いに関連しているということなのでしょう。
　このヒプノセラピーは、ブライアン・L・ワイス博士が開発したものです。もちろん、前世を探索することは、ずっと昔から試みがされてきました。それを心理学的に扱う手法をワイスが広め、多くのセラピストはこのワイスの基本的な方法に、さらにさまざまな工夫とかバリエーションを加え、今ではかなり普及することになりました。
　私は30年近く前に雑誌でヒプノセラピーを紹介しましたが、その頃はまだ多くの人はこのメソッドについて知らないことが多く、随分と変わった方法があるものだと考えられていました。

前世があるかどうかは問題にせず 死の壁をどのようにして乗り越えるか考える

　前世と今の人生の間には死の壁があり、この死の向こうにあるものは通常の手段では探索できません。眠りや夢、それに近い催眠状態の意識を通じてその探索をするのです。

　人は毎日夜に寝て、次の日の朝に目覚める暮らしをしています。これと同じような構造がもっと大きな範囲で繰り返されていて、一つの人生があり、死に、また次に生まれてくるという繰り返しがあると想像するのはそんなに不自然なことに見えないかもしれません。

　しかし、今日では、純粋に個人という視点からものを考える姿勢が強いので、この姿勢そのものが個を超えたものを見ることを阻んでいます。

　まだまだ「前世」というと頑固な拒否反応を示す人も多いのではないでしょうか。

　この前世があるのかどうかという問題に対しては、本書は触れていません。

　私は「前世は存在する。人間は個体の寿命を超えて、もっと大きな存在の一部として働いているのだ」ということを前提にして書いています。入り口を議論しているのでなく、その先に行くことにしているので、そのことを踏まえて読んでいただければと思います。

ヒプノセラピーを何度も受けると 一つの大きな物語を見ることもある

　個人的には、私はヒプノセラピーを受けたことが何度もあります。有料で申し込んだ正式のものもあれば、仕事の都合で有名な超能力者の人

と同じ地方に旅行した時に、眠る前の余興のように気楽にしてもらったこともあります。あるいは研究会で試みたことも何度もあります。いずれも興味深いものでした。

そして私の主催する講座とか勉強会にはプロのヒプノセラピストが何人も参加しているということもあり、他の人と比べて、馴染みが多少はあるかもしれません。そのため、この手法に関してほとんど否定的な見方をしていません。

ヒプノセラピーは一度だけでなく、何度も体験すると、毎回見て体験したものが結びついていき、大きな前世ストーリーになっていく傾向もあります。

私たちは、時間は過去から未来に流れていると信じているので、この信念からすると、前世をたくさん見ていると、そうとうに古い時代から現代まで連綿とした物語があるのが当然だと思うかもしれません。

ですが、前世の仕組みはそう簡単でもなく、このように１本の糸を、過去から未来に渡すように体験するものもあれば、縦割り式に並列している場合もあります。さらには、時間を逆に向かっているようなものもあるはずです。今の自分の知識とか考え方が、それらをとらえきれない場合には、処理不能な混乱した情報ばかりだと感じることもあるかもしれません。

何年も経ってから、ある日、突然わかるというものもあります。ゆっくりと何度も探索して、これらがどういうふうに組み合わされているのかを考えるのは興味深いことです。

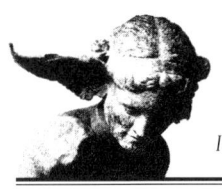

Integral Hypno Self-study Manual

Lesson 2
今の人生の範囲よりも長期的な影響

前世から持ち越したテーマを今の一つの人生で終わらせることはできない

　そもそも、どうして前世療法なのでしょうか。

　特に前世というものを持ち出さなくても、普通にセラピーをすればよいのではないかと思う人もいるでしょう。

　例えば、何か悩み事とか、今の人生に障害が発生し、なおかつそれが長期にわたった時、それは今の人生が発祥というよりも、もっと根が深いところから来ている可能性があるかもしれません。その場合、今の人生でそれをきっぱりと終わりにすることはできません。

　これを電気のたとえで考えてみると、全体で40Ｖ（ボルト）の電位差のかかったトランスがあるとします。そこには端子がついていて、左の端のａの端子と、右の端のｂの端子の間には、40Ｖの電圧がかかっています。このａタップとｂタップの間には、さらに三つのタップがあります。これを１、２、３とします。

　ａと１と２と３とｂの間には、それぞれ10Ｖの電圧が取り出せるようになっています。ａと２をつなぐとここには合計で20Ｖが取り出せます。

一つの人生は、この一番小さな、隣同士のタップから取り出せる電圧を限界にした電気機器がつながれていると仮定します。この場合、本来は隣同士のタップにつないで使用していた機器があったのです。aから3を合わせた30Vの電圧がかかると、その電気機器は壊れてしまいます。

　前世から持ち越したテーマとは、いわば30Vの電圧がかかるようなものです。一つの人生では10Vのパワーしか使えないのならば、この30Vを扱うことに関してお手上げです。ですが、そういう力が、一つの人生の中にのしかかることはよくあります。

　個人として慎ましく生きるように教育された一個人は、そのテーマを扱いきれずに、それを放置したり忘れようとしたりします。

　扱いきれないものというのは、たいてい否定的に見ることが多くなります。終わっていないものは、必ず不完全な切断面を見せてくるので、それはむき出しの困った問題、まるで病気のようなものに見えてきます。

　一つの人生では消化しきれないので、それは何度もよみがえり、繰り返され、人生の邪魔をしてくるように見えることもあります。

ある惑星の公転周期が続く間はそのテーマは生き続けている

　言うまでもありませんが、私は西洋占星術にとても馴染んでいます。西洋占星術は人の一生の範囲を超えた公転周期の天体も扱います。例えば、海王星の公転周期は160年前後で、冥王星の公転周期は250年前後です。

　公転周期としての1回転というのは、寿命とか息の長さの一つの単位を意味しています。つまり、冥王星が250年くらいの公転周期を持つということは、冥王星が持ち込むテーマは250年間生きているということなのです。

海王星や冥王星が示す性質・テーマ・傾向は、トランスパーソナル（超個）的なものとして、個人の一生の範囲では、その影響を解消することができません。また、社会活動の中にはけ口を見出すとしても、社会がそういう息の長いものをうまく生かせないようにできていると、完全に消化することはできません。

　悪い言い方をすると、死んでもなお続く呪いのようなものです。そのような長いスパンで持ち込まれるものがとても面倒な場合には、意識の奥にしまい込むことになります。

　消臭の手段の一つとして、その匂いを鼻が感知しないように麻痺させる薬品を使うという方法もありますが、それと似ています。

　古い時代の西洋占星術では、可視の天体のみを使ったので、土星止まりです。土星はおよそ30年弱の公転周期なので、個人で処理できる狭い視野に終始していたといえます。その分、気楽というか、短期的な目で考えることができたのでしょう。目で見える天体のみを扱うと、それは目で見える問題だけが存在するという思想になってしまいます。

いくつかの自己を結びつけている大きな自己を知るのにヒプノは役立つ

　ロシアではバレリーナを作るには3代かかるといわれています。また、ダライ・ラマは7代合わさって本来の役割を果たすといいます。

　こういう場合、大きな目的を完全に果たすには、一人の人間の努力では足りないということです。また一つの悩み事が、時代的なものであれば、それは集団が共有するもので、一人だけがそこから抜け出すことは不可能に近いのです。自分が関わり、なおかつ個人を超えたもの、こうしたものを識別し、理解することに対しては、ヒプノセラピーは比較的

有力な面があるといえます。

　ヒプノセラピーの前世探索を続けることは、たくさんの前世と今の人生を総和して現れるより大きな自己というものを発見するのだと思います。つまり、トランスのたとえであれば、ａタップとｂタップをつなぐ自分です。前世との関係で今の自分を考え直すというよりも、実はこのより大きな自己を発見することが、最も重要なことだといえます。

　この大きな自己は、この中にたくさんの小さな自己、すなわち個人を内包しています。今の自分はその中の一つなのです。

　他の部分は前世だったり未来世だったりします。これら複数の「小さな自己」を結びつけている「大きな自己」を知るために、ヒプノセラピーをするというのは有意義でしょう。

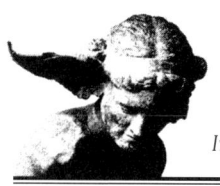

Integral Hypno Self-study Manual

Lesson 3
より大きな自己を関連づける

 前世だと認識するのは個体差でなく型番的な鋳型の特徴

　現実の問題として、前世と今の自分を結びつける具体的な要素は何一つありません。なぜなら、それをつなぐ物質など何一つありはしないからです。

　前世と今の自分は、何の線もつながれておらず、ただ磁力だけで引き寄せているというようなものです。それは確証がないものなので、曖昧であるという人も多いかもしれません。似ているという要因だけで関係があるといっているようなものなのだからです。

　例えば、行動や態度がビッグな女性を仲間がみな「女王様」と呼んでいるかもしれない。あるいはみんなが「姫」と呼ぶ。当人が前世を見ると、実は自分はお姫様だったというイメージを見るかもしれない。関係はないかもしれないがタイプは似ている。似ているのでそれは同じだと。

　実は、四次元的な領域では、型が同じものは同じグループとみなすという考え方があります。工業製品で同じ型番の、たくさんの製品がある場合、もちろんこの国のいろいろな地域に販売された多数の製品は、同じ型番という点で一つのものとみなされます。個体差よりも、製品とし

ての特徴が重要で、壊れやすい設計のものだと、あちこちの製品が多数壊れるわけです。

　前世で探索するのは、そして今の自分と関係があり、さらにこれは私の前世だと認識するのは、個体差ではなく、こうした型番的な鋳型の特徴です。それがどこの国でいつの時代に暮らしていたかということよりも、どういう個性で、どういう人生を歩んできたのかということが重要なのです。

　それこそが今の人生に役立つことだからです。キャラクター人形は、その型や個性に重要性があり、どういう素材でできているのかに着目する人はほとんどいません。

　三次元的な、今の私たちの生きているところでの考え方はこの反対であるともいえます。タイプとか感じ方が同じでも、違う地域に住み、名前も違い、時代も違うと、なおさら、それは関係性がないと思えてきます。それは、型番ではなく、個体差で考える姿勢だからです。モノとして人を見た時、違う地域や違う時代のものと関連性などあるはずがないと考えてしまうのです。

統合的な大きな私を認識しないことは 5年前の自分と今の自分は違うと考えること

　私たちは毎日食べたものでできています。この身体のあらゆる部品は、5年すると、元のものが何一つ残っていません。それでも5年よりもずっと長い間、自分は前の自分と同じであり、一人の人間がずっと何十年も継続しているのだと、みな断言するはずです。

　肉体の要素は新陳代謝して入れ替わります。ですが、その流れを川下に見つつ、変わらない自分がいると考えてみます。肉体器官や細胞など

肉体部品の集積を自分とみなす視点からすると、あっという間に変形し、死んでしまう自分を発見するはずです。

　肉体一つひとつの部品の変化を自分とみなさないで、もっと統合的な視点から、変わらない自分を意識するわけです。

　一つの視点を拡大し、たくさんの前世を見つめつつ、それらを全部合わせた大きな自己があり、それが、さまざまな前世を関連づけて、統合化しているのだと考えてみるとよいのではないでしょうか。

　今生きている自分は、前世を引き寄せる力などない。

　関連づけることもできない。

　むしろ反発しているかもしれない。

　しかし、今の自分と前世をまとめている、より大きな統合的な私が、今の私と前世を関連づけていると考えるのです。今の自分からすると、前世は何の関係もないものに見えます。しかし、より大きな私からすると、それは仲間であると認識します。こういう構造があるからこそ、前世を探索すると、結果的に、それらを結びつける大きな自己を見出す端緒ができるのではないかと思えるのです。

　統合的な大きな私というものの視点に立つことがなく、一つの人生はそこで終わりであり、それ以外はどこにもないという視点は、肉体を形成する素材はあらかた入れ替わったので、5年前の自分と今の自分は全く違う人であると主張することと同じだといえます。

🌀 セラピーを受けたことで その後夢うつつの状態が続いた

　セラピー目的だけで、あるいは悩み事解決の目的だけで、ヒプノセラピーを受けるわけではない人はたくさんいるでしょう。

私はある時、ヒプノセラピーのセラピストのところに出かけていきました。これは心配事があったわけではなく、たんに好奇心からです。その数日前に、夢の中でアカシックリーディングのゲリー・ボーネルが、「君は出雲族だ」といやに断定的に話したからで、それについてもう少し調べてみようと思ったからです。私は一度しかボーネルに会っていません。これは知り合いの何人かが、実はボーネルの学校で学んでいる人だと判明したので、それらの人々とアカシックリーディングの本（『みんなで！　アカシックリーディング』説話社）を作った縁で、昼に品川で会食したのです。

　ヒプノセラピストをインターネットで検索し、タクシーで楽に行ける距離の場所を見つけました。実際にはその人は3時間くらいかけて、みっちりとセラピーをするはずなのですが、私は30分で終わってしまい、その後することがなくなったので、そのまま帰宅しました。

　30分で3時間分の料金を払ったので高額に感じたし、そもそもセラピストの方があまりにも早く終わってしまったので、とまどってしまい、その後何を話してよいのか困っている印象でした。

　セラピーを受けた後、この探索の続きは、たまたま私が風邪をひいていたので、いつもより睡眠時間も長く、1週間くらい夢うつつの中で継続していき、それはそれで充実していたので、セラピストに払った金額は、一連の体験の参加費のようなものだったと思っています。

夢うつつの状態で見た出雲族のはじまり
出雲は日本だけのものではなく普遍的なものと知る

　この夢うつつ状態の中で、出雲族のはじまりの部分を見ました。
　また、日本に来る末端も見ました。

また、出雲族が地上に着地する前の、意識のグループのようなものを見ていたので、日本の歴史に書かれている出雲族の前の、元出雲族と考えた方がよいこともわかりました。

　私はそのかなり初期に属しているということもわかりました。

　ですが、これは個体として生まれるというものではなかったので、前世といえるのかどうかわかりません。正確にいえば、私は出雲族に属しているのではなく、私が属しているものの一部が出雲族として分岐していったと考えるとよりフィットします。また日本の歴史に書かれている出雲は、明らかに限定されすぎていて、真の出雲を伝えていません。資料の断片をつぎはぎして作られていく出雲イメージはちょっといびつです。

　出雲は日本だけのものではない、より普遍的な性質でもあると考えるに至りました。

　今の自分よりももっと大きな実体、本質を知りたい。

　こういう時にヒプノセラピーが役立ちます。

　もっと大きな範囲の自分を意識すると、今の人生の目的の立て方も変わります。部分は全体の反映だし、また部分は全体にエッセンスを提供するので、部分と全体は相補的です。

　前世を統合的にとらえると、人生のあり方は変化するのです。

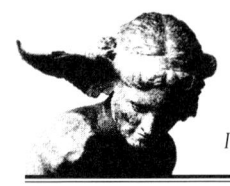 *Integral Hypno Self-study Manual*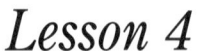

死の恐怖を緩和する

具体的な証拠がないと信じないという姿勢そのものが前世を確信できなくなる理由を作る

　個人としての生まれ変わりがあるかどうかということを知っている人は、まだそう多くはいません。

　ワイスの催眠術を通じたヒプノセラピーなどを体験すると、こうした前世があるのだということを実感する人もたくさんいます。また、前世はありそうだが、確信が持てず半信半疑という人もいるはずです。

　こういう場合、確信を持つことができるようになるためには、写真のようにはっきりと見えて、そしてピュタゴラスの伝説のように、前世だった頃の場所に行くと、前世だった自分が隠したものがそのまま保管されていたなどという物証がないことには、納得できないかもしれません。ただし、そういう証拠を見つけ出しても、それが自分に関係があるといえないし、たんに誰かの体験をより詳細にかいま見ただけなのかもしれません。

　ですが、こうした具体性を要求したり、証拠を求めたりする姿勢そのものが、前世を確信がないものとみなす原因なのです。

　見えるものは確実だが、見えないものは確実ではないという習慣があ

ると、モノとして目の前で触れることのできない前世ビジョンは、もちろん確信の持てないものになるし、誰かの強烈な反論に太刀打ちできなくなるといえます。

死後は存在しないとかたくなになることで さらに抑圧されストレスがたまるという悪循環

　人間が死んだ後消えるのではなく、その後も人生があり、また生まれる前にもたくさんの人生があるイメージがわかってくると、今の生き方にある息苦しさや苦痛が緩和されてくる傾向が出てきます。さらに、根本的な恐怖感が消えるといった大きな効果もありますし、とてもリラックスできるはずです。

　今の人生だけがあり、そこに閉じ込められていると考えるのはとても恐ろしいことなので、誰もがそれを考えないように生きているといってもよいくらいです。

　「死後は存在しない」という人は、人にもそれを押しつけるので、誰かれとなく、抑圧するタイプの人になります。閉じ込められた人は、閉じ込めたがります。先ほど述べた反論する人は、まず間違いなくストレスを抱え込み、怒りをためた生き方をしているのです。

　この緊張が、前世を見えなくさせています。つまり、何か悪循環が働くのです。緊張しすぎると視野が狭くなり、すると前世が見えなくなり、今の自分に閉じ込められ、するとますます緊張感と恐怖が強まります。ですので、まだはっきりとわからないという人は、何度も受けてみるのもよいのではないでしょうか。

　ヒプノセラピーはそういう点で、多くのご利益があるといえます。受けることで、もっとリラックスした人生を歩むことができるからです。

モーエンとの対談で感じた万国共通ともいえる死後の世界観

2012年に私はブルース・モーエンと対談しました。

モーエンは、死後探索を教えているアメリカ人です。彼は父が死ぬ時に、数年前に死んだ母がやってきて、父の死後の誘導を手伝っていたといいました。病室に母がやってきたのが見えたというのです。彼女は死んだ時の容貌ではなく、若い頃の姿に戻っていたそうです。

死に際して、死んだはずの近親者が迎えに来るというのは、本来は日本的な話です。ですが、最近では西欧の映画やテレビドラマでは、こうした内容が頻繁に登場しています。

モーエンは、以前は、アメリカのモンロー研究所というところで、「ヘミシンク」というのを練習していました。このヘミシンクは、CDで信号を聴いて、脳波がθ（シータ）波になり、トランス状態になって、体外体験や種々のビジョン体験をするという装置のことをいいます。

この中に「ゴーイングホーム」というシリーズがあり、これは末期がん患者用と書かれています。これは死ぬ前の人に聴いてもらい、死後の用意をするというものです。

死後、「フォーカス27」という世界があり、それは平和で穏やかな夕刻の公園のようなもので、ここでしばらく過ごしてから後、また生まれるかどうかを考えます。もし人々が戦士ならば、この公園はヴァルハラなのでしょう。

私はモーエンとの対談で、「日本では、死後、人は家の裏の山に上がり、そこで祖霊になる思想がある」といいましたが、このイメージはそのまま「フォーカス27」と結びつくようです。

◎ 周囲に赤とんぼがたくさん飛ぶ光景は 日本的ではあるが先祖とのつながりを表す

　実際に、私は生まれる前の記憶がありますが、それは山の上にいて、そして周囲には無数の赤とんぼが飛んでいました。

　東南アジアでは、赤とんぼは先祖を意味するということでした。そのため、私の体験は柳田國男式の、ずいぶんと日本的なものですが、この死後の公園、あるいは赤とんぼの飛ぶ山の上に飛んでいくコースを、そのままステップを踏んで練習するのが「ゴーイングホーム」だといえます。

　なぜわざわざ夕刻かというと、個人の意志を代弁する太陽が沈んだ後という意味だからです。

　死ぬ前に何度も何度もこれで練習すると、死ぬことに対する恐怖がそうとうに薄れてきます。それにひどく懐かしい感じです。私はこの「ゴーイングホーム」が大好きです。

◎ 生きている間は肉体から離れるのが難しい 死ぬ間際では肉体に留まるのが難しい

　15年以上前に体験したことですが、ある老人が死ぬ際に、彼は私にしがみついていました。そして私は彼が死ぬ瞬間まで、遠隔で察知していました。確認すると、死んだ時間は秒数まで正確でしたが、手に取るように感知していたので、私からすると確認するも何も、目の前の出来事のようなものだったのです。

　彼は私が死後の世界があることを知っていることを察知していたので、私の心理的回路を借りようとしたのです。これは通路を使うという言い

方をするのかもしれません。

　ある人と会うと、急に、その人が持っている回路のようなものが自分でも使えるようになる時があります。

　人が死にかけると、やがては、見えないもう一つの身体が活性化します。感覚的な肉体に対するこだわりが消えると、すぐさまそれは強まってきます。これは昔から「エーテル体の身体」と呼ばれています。そこでは肉体的な目よりももっと遠くが見えるのです。

　そのため、その目で彼は私を発見し、私に助けてほしいといったわけです。もちろん私はオーケーなのですが、同時に、私も少し引き込まれそうになってしまいました。生きることに疲れてきて、そしていつも目の前に崖が見えていた状況が１ヵ月くらい続き、毎日心臓が痛みました。

　彼は、最後は幼児のようになり、死は苦痛ではなくなり、そのまま手すりから手を放してバンジージャンプをするかのように、この世界から離れていきました。そして私は人が死ぬ時に、どのように世界から弾き出されていくのか、実感的に理解しました。この経験はおおいに勉強になりました。

　生きている時には肉体に対する吸引力が強く働き、肉体から離れるのは難しいのですが、死ぬ前の時期になると反対に、肉体から離れないようにするには大きな努力が必要で、油断すると強い反発力で世界の外に弾き飛ばされてしまうのです。

前世や死後を考えることが現実逃避なのか　忘れてしまうことが現実逃避なのか

　前世探索は、生まれる前とか、あるいは死後とか、そういうプロセスの部分もくまなく歩き回って調査するのがよいと思います。知識があれ

ば、もっと広大な領域を歩き回ることができるのです。たぶん地球外体験などもいずれは出てくるでしょう。

　もちろん、この社会の中でやりたいことがあり、今はその計画に夢中だとか、目の前のことに集中しなくてはならないと感じる時に、死後の世界や前世を考えるというのは、随分と悠長なことに見えます。中には現実逃避と見る人もいるかもしれません。

　とはいえ、私からすると、むしろ前世とか死後の世界を考える方が現実的で、目に見える社会の中で何かしようとすることに我を忘れる方が現実逃避に思えます。たんにそれは好みの問題でしかないので、良い悪いをいうことができません。

　この社会の中で希望を失ったり、ひどく落ちこんだりした時に、この前世とか死後の世界に関心を向けることが多いのです。そして仕事がうまくいくようになり、人生に希望が持てるようになると、自然に関心を失っていくといわれています。

　ですが、小さなものは大きなものの内部で生かされています。小さなものは大きなもののピースの一つなのです。ですから、目の前のことに集中するのはよいのですが、そのことで他を忘れてしまうと、それは海にいることを忘れるために、海底の壺の中に潜り込むウツボのようなものなのです。

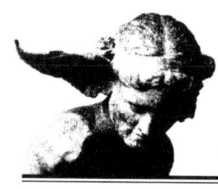

Integral Hypno Self-study Manual **Lesson 5**

上から下を見ること

シュタイナーは宇宙の進化を七つに区分し さらに7段階に細分化していった

　さて、それではこのあたりから、いよいよ私が展開したい方向に話を持っていくことにします。

　人間一個人の人生は一つだけでなく、もっと大きく広がった前世や未来世があると考えるのは、個人から見た視点です。これは下から上を見ているということです。

　反対に、もっと大きなところから見てみます。人や魂、宇宙の構造がどのようになっているのかの参考になるものとして、神智学やルドルフ・シュタイナーの創始した人智学の考え方があります。

　シュタイナーは私たちが生きている宇宙的構造について説明し、それを教育法などにも結びつけていきました。神智学によると、宇宙の進化期には七つの大きな枠があり、これをシュタイナーは「土星進化期」、「太陽進化期」、「月進化期」、「地球進化期」、「木星進化期」、「金星進化期」、「バルカン進化期」という七つに言い換えました。

　現代の宇宙はこの中で地球進化期に属し、それは今のように物質的な生存形態を表しています。この地球進化期の中にさらに七つのサイクル

が存在しています。

さらに、この一つのサイクルの内部に七つの文化期が存在し、第一文化期は古代インドに関係し、第二文化期は古代ペルシャに関係しています。第三文化期は古代エジプト・カルデアに関係し、第四文化期は古代ギリシャ・ローマ、そして現代は、西暦1500年頃から始まる第五文化期で、この一つの文化期は2200年ほどの長さを持っていると考えられています。

七つに分けられた一つがさらに七つを生み出す
一つの人生においても七つの分割連鎖は存在する

このように大きな進化期の単位の中で七つ分かれ、さらにその中の一つが七つに分かれているという考え方は、昔から精神世界や宗教の分野で広く知られている概念で、プリズムのように、白い光が七つの光になると考えるとよいのではないでしょうか。

七つの中の一つがまた七つに分かれ、またその中の一つが七つに分かれているというものの考え方をそのまま適応した場合、人間個人の人生は、実は七つ連続していて、今の人生はこの七つのうちの一つと考えられます。

もちろんそれで終わりではありません。ですが、あるレベルにおいては、七つでコンプリートとなり、今度はそれらがより大きな階層の存在を形成する部品となり、またこの大きな存在はそこのレベルでの七つのうちの一つということになるのです。

この七つを全部まとめたものが、より大きい単位の七つのうちの一つというように、七つの分割の連鎖があると考えると、大きな七つの種類は、小さなものの中に反映されるので、一つの人生の中にも、七つの体

験が反復されていくのです。

　宇宙法則の七つというと、個性とか思いなどと無関係な、冷たく客観的な法則が働いていて、これは個人の前世などとあまり関係がないと思われがちかもしれませんが、人間の体験とか感情などと無関係な数学的な法則は存在しません。それは架空の概念です。ですから、七つの枠組みの中に個性とか、色合いとか、特徴が混じり合っていて、これが今回の人生という一つのトーンの中にも、小さな七つの反映を作り出しているのではないかと考えてもよいでしょう。

一人の人生の中で人類の進化の過程を体験する

　大枠の構造が、小さなものの中に縮小されて再現されることを考えると、一人の人生の中でのいろいろな体験や出来事の中に、元の7種類の大きな構造が、そのまま投影されているというアイデアは、人間の一人の人生の中で、人類の過去の進化の段階がそのまま繰り返されていることと重ねられるかもしれません。

　人になる前の昆虫とか、魚、哺乳動物の段階を全部体験して、それから人になるのです。子供の頃は猿のようで、それからだんだんと知的になっていきます。中学生の頃は、まるでエジプト時代のようだと感じることもあるかもしれません。大学を卒業すると近代に入ったような印象もあることでしょう。

　大きなものが小さなものに反映されるのならば、前世を紡いで生きてきた歴史は、今の人生の中でダイジェストとして再現されるはずです。

　何かするたびに、「これは一度したことがある」と感じるわけです。そしてある年齢の時に、今に至るということです。その時からは、もうこ

れは一度したことがあると感じません。今、ここで新しい体験にチャレンジしていると実感する。放置しておいてもオートマティックに動いていくという実感がなく、既知感もありません。

　過去の再現ではなく、これから新しく一歩踏み出さなくてはならないと感じる時期にさしかかると、全身全霊でそのテーマに取り組まなくてはならないと実感します。そうしないと、とんでもない間違った方向に行きそうだと思ったりもするのです。

鳥瞰的な視点を持つことで今の体験は過去の既知の体験であると知る

　下から上を見る視点では、こういう構造のことは何一つ思い至らない場合もあります。というよりも、まずは、過去の既知の体験の再現だと気づきません。視点は孤立していて、関連性を見出せないからかもしれません。

　こういう場合には、今の自分の立場とか、つかんでいる価値観から一度手を離して、鳥瞰的なところから見る視点を育成するとよいのではないでしょうか。

　大きな自己は、シャケが腹の中に大きな筋子を抱え込んでいるように、その内部に七つの小さな自己を内包しているのです。

　前世は気ままにいろいろな場所でいろいろな体験をして、無秩序に連続していくわけではなく、ある法則性でもって七つの単位で進行していくという概念に驚く人がいるかもしれません。

　個人には前世があることを発見し、そこに意識を広げていくという下から上の流れの発想だけでなく、むしろ反対により大きな宇宙から個人へと降りてくる上から下の考え方を取り入れると、前世イメージは整理

されていく可能性があります。神智学の七つの中の一つにまた七つがあり、その中の一つにまた七つがあるという仕組みはくどいほどに重層的ですが、頭に入れておくとよいでしょう。つまり、自分は巨大なものの中のピースの一つなのだということです。

七つの音階で無限の曲を生み出す音楽
ソは高揚感でファは安堵感を表す

　ある一つの人生の個性的で、他の人にない体験や思い、特徴というのは、七つのトーンの組み合わせの関係によって作られていると考えると、人生はまるで音楽のようなものだとイメージできるかもしれません。

　七つの中の１点の人生の特徴は他の六つとの相互的な関係性によって作られます。音楽の楽曲は無数に制作され、いろいろな特徴のものがあります。しかし、それはみな基本的には、たった七つの音階の組み合わせで作られているわけです。

　同じように、個性的な人生も七つの人生のあるトーンが干渉したり、あるトーンが弱まっていたり強められたり、繰り返されたり、そのような相対的関係によってこの七つの人生の中の一つの人生の特徴が決まってくるのかもしれないと考えるのです。

　思春期の３年間、バイオリンを習って練習し、プロになろうと思っていたが、いつの間にか興味を失った。これは自分の前世で、ある時期、音楽家であったということです。その時のトーンが、今の人生の中に反映されて、一時期復元されたわけです。それから３年すると違う前世の再現に移っていったということです。

　七つの音階の中でソの音は高揚感といわれています。ファの音は安堵感。すると、ソの音が他の音よりも繰り返されたり、多かったりする場

合には、その人生は全体に明るい興奮状態の高いものといえます。あるいは安心を求めて、安定した暮らしにはファの音が繰り返されたり、または強調されたりするのです。

Lesson 5 上から下を見ること

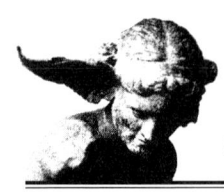

Integral Hypno Self-study Manual

Lesson 6

西洋占星術の七つの天体の考え方

七つの可視天体を用いるのが古典的西洋占星術
天体の作用は他との関係性によって決まる

　前世の仕組みを考える時に、古代の思想によって構築された西洋占星術のシステムは参考になります。

　西洋占星術では、月・水星・金星・太陽・火星・木星・土星という可視天体の七つを使うのが古典的なやり方でした。7種類の人生は、この七つの天体にたとえられています。

　西洋占星術では、一つの天体の作用は、他の天体との関係によって、性質に変化が生じるとされています。これを「アスペクト」といいます。

　例えば、楽しみは金星。ですが、そこにルールの土星が強く働くと、規則的な枠の中で楽しみを追いかけるという制限つきなものになるわけです。制限つきの楽しみの方が圧縮されていることもあるわけです。毎日遊び暮らすよりも、1日2時間だけ遊べるとわかると、そこで一気に集中して楽しみたいと感じるかもしれません。

　クラシック音楽には形式というものがあり、その形式があるために、クラシック音楽の表現は激しさと集中性を持っていて、形式が自由な音楽にはこの爆発的な表現というものがわりに少ないのです。つまり、型に

はめられ抑圧されたものの方が激しいのです。

　西洋占星術を例に取りましたが、このように、ある人生においての、その人だけの特有の体験は、この七つの要素の組み合わせによって作られているとすると、七つの均衡を取る・統合化することによって、今の人生の中で穴に落ち込んだような孤立から抜け出すことができる可能性もあります。つまり、七つのうちの一つに集中した人生の中で、重苦しい状況に陥った場合、それは孤立した特殊状況ではなく、他の六つとの関係性によってそういう事態になったのだと考え、この七つ全体を意識することで、一つのものにしがみつく手を離すことができるわけです。

　すると反対に、この七つのうちの一つの体験を、もっと肯定的に見なすこともできます。より大きな自己から見ると、今の人生でやっていることにも、新しい光が当てられ、解釈が変わり、解放されることが多いのです。

小さな一つが欠けただけで上位のものは完成されない

　大きな自己というのは、七つの人生を集めた結果、次の大きな範囲での一つの音を構成します。七つ全体の中でどれか一つがひっかかったり、埋没したり、つまり一つの人生の中で閉鎖的なものに落ち込むと、それが他の要素の足を引っ張り、全体として前に進めなくなります。というのも、七つ揃えないと上位の世界の一つの音になれないからです。

　上位の音の一つひとつを合わせてまた七つになるという仕組みなので、下の方にある小さな一つが欠けていると、結局、大きなものもうまく働かないのです。

　旅客機は一部の金属にヒビが入っていても、航行そのものができなく

なるという場合もありますが、それに似ています。
　実は、この小さなところで完全にしておかないと、大きな全体が身動き取れないというのが、一番重要なことなのですが、それを説明するには長い話が必要となります。

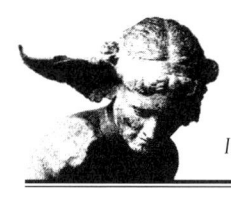

Integral Hypno Self-study Manual

Lesson 7

太陽の代理人としての地球人類

太陽から地球の隙間を埋めるために人間が生み出された

　私が馴染んでいる考え方の一つとして、太陽から地球の間に創造の光線がやってくる時、地球には月が一つしかないために地球に負担がかかりすぎたというのがあります。そのため、太陽から地球の間の創造の光が届きにくくなり、そこに隙間ができ、その隙間の部分を埋めるための役割・触媒として人類が作られました。つまり人類は地球上の地表に太陽の光を振りまくためのソーラーパネルのような役割をする、というのです。

　太陽の光といっても目に見える光線のことではありません。物理学的な話をしているのではなく、むしろ創造的な力という意味です。ソーラーパネルとしての人間が光を地球に振りまくとは、人間が創造的で新しい意義を発見するような活動をして、地球上にあるあらゆる分野のものを活性化させることを意味します。

　毛細血管に血を行き渡らせ、硬直して死にかけたような場所に光を当てるということです。つまり人類が地表という場において、太陽のように光輝く活動をすることです。それは太陽にとっても地球にとっても健

康を保つために必要な要素です。

　これはヘレニズム的な宇宙観というもので、まず太陽の周りに惑星があり、太陽は軸とします。この惑星の一つの周囲に月があり、月は惑星の周りを回っています。ということは、太陽は、より大きな何かの周りを回っているはずだと考えるのです。そこからヘルメスの「太陽は上に対して月であり、下に対して太陽である」という説明が成り立ちます。そのため、地球は、月に対しては太陽であり、月は地球に対してのみ月の役割であるということになるわけです。すべて相対的な関係となります。

　月よりも下に何かあれば、月はそこで太陽のような役割を担います。これは今の天文学の考え方ではなく、精神宇宙としての古代の思想です。

四次元的な発想では同じ型は共鳴し意思疎通するという原理がある

　土星の月は64個もあります。しかし地球には月は一つしかありません。そのため、地球の役割が不安定になり、地球は太陽との本来の関係性を発揮できません。この問題が残る限り、太陽も地球も人類を太陽の代理人という触媒の役割から解放することはない。そのため、人類は地球からどこかよそに逃げることは許されないという考えです。

　四次元的な発想では、同じ型は共鳴し、そこに意思疎通が起こるという原理があります。これは呪術の分野では「類感呪術 (imitative magic)」と呼ぶらしく、ジェームズ・フレイザー卿が名づけたものです。日本ではこれを「雛形理論」と呼んでいます。呪いの人形は、その人形を傷つけることで、呪いたい相手に効果を及ぼすと信じられていたわけです。

　神智学の七つの一つの中にまた七つあるという考えに従い、太陽系は七つあり、このうちの一つが私たちの太陽系です。太陽系の太陽の周囲

に、七つの惑星があり、この惑星の一つの地球にも、七つの月があると考えると、現実に地球には月が一つしかないので、この類感や雛形の法則が地球で打ち破られます。より大なる宇宙法則は、地球には降りてこないという現象が起こるのです。地球は宇宙的な意味で光の届かない僻地になってしまいます。そこで、足りないものを地球上の人類に何とか処理させようということなのです。

パテとしての人間の役割は
時間と空間をすべて埋めること

　太陽と地球の間にパテのように埋め込まれた太陽の代理人としての人類は、役割として、この地球上の地表を全部埋め尽くす必要があり、そこに隙間があってはなりません。もちろんこれは、地球上にたくさん人が住んでいて、同時にソーラーパネルのような働きを果たすというだけではなく、他の異なる時間の中にも散りばめられていて、創世記から終末期まで今人類が住んでいる過去から未来への時間と、空間のすべてを埋めるということが重要になってきます。

　実は、そのために人間にはいろいろな生まれ変わりがあるのです。

　何度も何度も生まれて、このような太陽と地球の間をつなぎ、地球体験というものの全時間・全空間を規則的に覆うことで、たくさんの人が連鎖したネットワーク体が地球に光を持ち込むパネルになります。

　この場合に、ちゃんと覆うことができない場所や太陽の光が届かない場所があります。そこは、薄暗い陥没した場所のようなイメージで考えるとよいでしょう。この領域は太陽の光が弱くなるために、太陽とは反対側にある月の側にだんだんと吸い込まれていき、暗く不活発になります。その割当の人は、否定的な人生を送ることになり、希望を失い、解

決の方法も発見できなくなります。そのことをロシア圏の神秘家だったG・I・グルジェフは「月の食料になる」という言い方をしています。

　人間的な体験の水準からすると、相対的に、これは地獄に落ちた体験ということができます。太陽の光の世界側によじ登ることができなくなった状態です。

　この薄暗い陥没状態があると、「クラスター」と呼ぶ全体のネットワーク体は身動きが取れなくなってきます。というのも、全部がつながった網目のようなグリッド状態になっているため、船でいえば、ある1ヵ所が海底に鎖でつながれていると船自体が動けなくなることと同じことです。

死を自覚せずに拘束されている者を引き離す作業が「リトリーバル」

　モーエンは、死んだことを自覚せず、未だに同じところにずっと留まっている人たち、そのような死者を「リトリーバル（引き取り）」する「死後探索メソッド」を展開しています。

　この拘束された死者たちというのも、大きな自己の中の異なる領域を表しています。この大きな自己とその中にあるたくさんの個人という図は、大きな蜂の巣があり、その中にいろいろな蜂がぎっしりとつまっている様子をイメージしてみるとよいでしょう。

　私たち個人はこの蜂の1匹で、全体としてスズメバチの巣のような巨大なタマゴのようなかたちをしたものがあり、これをモンローなどは「クラスター」と呼んでいました。

　このクラスターがまた集まって、「スーパークラスター」を作っています。さらに、それが集まってより大きなクラスターを作るのです。この

ような構造は、実はシュタイナーや神智学のいう七つのサイクルが、それぞれの中にまた七つ持っているというような構造と同じものだといえます。七つの固まりが、蜂の巣あるいは卵のかたちをしているのです。

地球を覆う規則的な網の目を作り太陽の代理人としての本来の目的を果たす

　死者の探索をした時に、私たちは自分に関係のない縁のない人を発見することができません。

　発見したものというのは、実は、みんな同じ一つの大きな自己の中の異なる部分なのです。それは前世であったり、ときに未来世であったり、そのようなものがそのまま見えてくることが多いのです。

　歴史の中の全部の時間と、地球の全部の空間をくまなく埋めつくして規則的な網の目を作ること、そして太陽の代理人としての人間の本来の役割を果たすこと、それを通じて人間は太陽に向かって飛び出す架け橋を手に入れることができます。

　太陽の向こうにもっと大きな世界がつながっているので、天国への綱という言い方をしていたのです。このために、暗い陥没部分を本来の場所に戻し、太陽の力を持ち込むパネルとしての役割を果たそう。これが本書で提唱する「インテグラル・ヒプノ」の本来の目的なのです。

　インテグラル・ヒプノというのは、統合的前世探索というもので、私の造語ですが、まとめていくというのが最も重要なテーマです。

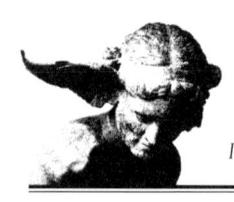

Integral Hypno Self-study Manual — *Lesson 8*

惑星グリッド

地表に張り巡らされた骨組みが繊維のように編み込まれプラトン立体を作る

　太陽の光を地球に落とし込むためのパネルは、地表に張り巡らされています。これは繊維で編まれた布のようなものだと考えてみます。この網の目ははじめは非常に単純な骨組みから作られます。つまり、ねぶた人形のような骨組みを持ったハリボテです。

　この骨組みが細かくなっていった結果、繊維で編まれたように見えるわけです。この大きな骨組みは、「プラトン立体」といわれ、基本は5種類あります。それを受けて、ヨハネス・ケプラーは惑星の間にもこのような幾何図形の外接と内接の関係が成り立つと主張しました。これはプラトンが地球サイズを想定したのに比較して、今度は太陽系サイズに拡大したということです。となると、太陽系の外にももっと大きなものがあると想定してもよいのです。

人類がたくさんの子孫を生むように
図形の線と点は細かく増えていく

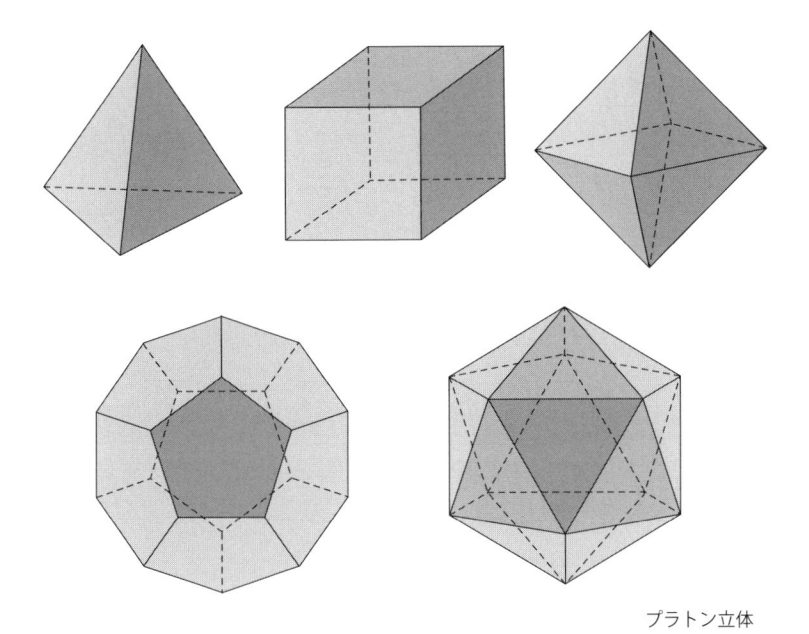

プラトン立体

　この幾何図形は五つの立体全部、またそれ以外の幾何図形も合わせて、地球の地表に張りついています。そうなると、いくつかの尖った部分と頂点、そして直線を持っています。この部分は太陽光線がより強く入ってくるポイントと考えられました。

　例えば、プラトン立体で一番シンプルなものは正四面体です。正四面体は、正三角形を4枚貼り合わせたテトラポットのようなかたちをしています。それは四つの頂点があり、さらにその四つの頂点を結ぶ六つの線が出来上がりますが、この点と線は太陽の力が強く入り込む場所とい

われ、火山地帯などになったといわれています。

　ですが、これではごくわずかな部分にしか太陽の力が浸透しません。線と点の付近以外は薄暗がりになります。そこで、これらの線は細分化され、二次、三次、四次……と続き、次第に細かい繊維で編まれた球体に近づくのです。

　例えば、三角形は、その内部にたくさんの三角形を作ることができます。これは三角形の辺の中点を頂点にする三角形が、内部に作られていくという構造です。人がたくさん子孫を生むように、図形の中の線と点は細かく増えていくのです。

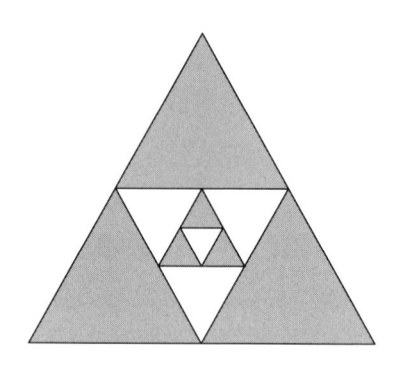

◎「パワースポット」とは
グリッドの点や線が当たる場所の別名

　土地で考えると、このような点や線に当たる場所が、いわゆる「パワースポット」と呼ばれるエネルギーの強い場所となります。そこは他の場所よりも太陽の力が強く入り込みます。例えば富士山とか、伊勢神宮とか、奈良の桜井の山とか、いろいろなパワースポットやレイラインの接触する場所がありますが、これは春分・夏至・秋分・冬至の日の出と日

没の直線が走る場所に当たっています。

　太陽の力は創造力なので、その場所に触れるといつもよりも積極的で強い創造性や人生に対する推進力、勇気、大胆さ、新しい価値、幸せ、幸運を手に入れる活動力が手に入るのです。

　ただし、細かくいえば、エネルギーの強すぎる部分には人は住んでいません。人間の活動としては、強すぎる場所では細かいことができなくなり、人生の細部に入ることができないからです。しかし視点は大きくなります。強すぎず弱すぎずという適切な場所には、たくさんの人間が密集可能です。

　人間は、この給油所みたいなところを行き来しながら、地球のあらゆる地域に生命エネルギーを振りまくような活動をしていると考えてみます。重要な拠点に都市を作り、そして人が集まってくるのです。長い歴史の中では、地形も変わり、ある長い時代編み目が作れなかったところにも人が住むようになり、結果として、全地球の歴史においては、くまなくネットが取り囲んでいるような状況を想像してみてください。

　今の時代だけを考えると、均等というのは程遠いかもしれません。ですが、全時間ということも想定するのです。

一人の人間が地球で生きるためには地球全体を覆うネットが必要となる

　個人の活動はそれ以外の人の活動から入ってくるものに支えられています。一人は全体に貢献し、全体は一人の中に入り込んでいくかたちです。

　実際に、今一人の人間が生きるのに必要な食べ物はいろいろな人が作っているのです。電話もどこかのメーカーが作って、それはたくさん

の共同関係から成り立っています。

　どのようなこともすべて、非常に多くの人が協力しあって、それが個人の活動に持ち込まれていくわけです。また、個人が工夫すると、全体に還元されるといった構造があります。

　このようなネットは、虫が1匹生きるためには地球全体をくまなく覆う虫のネットが必要であるように、人が生きるためにはこの人間のネットといった全体の構造が必要となります。誰も自分一人で生きることなどできません。

　こうしたネットワークで陥没部分があると、その影響が全体に波及します。がん細胞のように周りに広がってネット全体を腐らせてしまうかもしれません。そのため、暗い部分や陥没部分を見つけ出した時に、そこに対して周囲が助けにくるような構造があるわけです。

　そのようなところから、助け合いやリトリーバルのような作用というものもあるのです。また、人間の本能として、困った人がいると助けたくなる力が働くのです。

時間にも盛り上がりと盛り下がりはある
誰もが抗えない規則的なリズムが存在する

　惑星グリッドは空間的な幾何図形です。しかし地球は自転しており、時間の中にも、この幾何図形があると考えてみてください。

　朝・昼・夕方・夜中。四つのポイントを通過しつつ、1日が巡ります。もちろん、これを細分化できます。

　時間の中で生命や精神活動の波の高いところと、低いところはあります。精神活動がずっと同じ状態で盛り上がり続けることはないからです。

　このピークとディップは案外と任意に作り出せず、ある程度、規則的

なリズムがあります。それは時間の中に作り出された細分化された惑星グリッドのようなものです。

　私たちは90分サイクルで睡眠を取りますが、起きている時でも、活動のリズムにこのタイミングが働いています。それは運動をしている最中でも繰り返されているのです。ずっと集中は続きません。自然なリズムがあるのです。

　ずっと自由に気ままに生きているように見えても、実際には一定時間が経過すると疲れ果てて眠ってしまいます。規則的なリズムには誰も抗えないのです。私はずっと起きていることに決めましたといっても、それは1週間も続けることができないはずです。

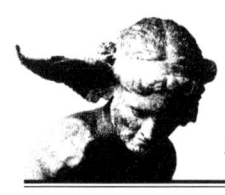

Integral Hypno Self-study Manual **Lesson 9**

ジオデティックサイン、プラトン立体の二次元へのダウングレード

人を表した五角形が12個合わさって「キリストのグリッド」の正十二面体となる

　西洋占星術の場合は、グリニッジから経度を30度ずつ区切って地球を12サインでみる発想法があります。

　もともと西洋占星術は、二次元的な平面で図が作られ、プラトン立体のような三次元のかたちをしていません。もし、西洋占星術が恒星などを頻繁に使うものだとすると、三次元的な枠組みで考えなくてはなりませんが、惑星が巡るプレートである黄道はわりに平面的に回転しているので、西洋占星術は惑星だけを使うかぎりは、二次元的なものでも事足りるのです。

　プラトンが最も大切にしていた正十二面体は、五角形が、12個張り合わせられた鞠です。この三次元に12個という考え方を、ホロスコープのサインは12の区画に分けた平面の円にしていきます。

　五角形というのは、人の象徴だといわれています。ですので、12個の五角形は、12人の人というような意味となります。

　しばしば正十二面体は、「キリストのグリッド」といわれたりもします

が、それは十二使徒にも関係するのかもしれません。キリストの教えに従う十二使徒は、地球をくまなく覆う計画を立てました。そしてそれが地球を守るグリッドを作ったのです。

　ケプラーによると、地球に内接し火星に外接するものが正十二面体というので、十二使徒の防衛網は地球と火星の間に張られ、火星から入ってくる異物をフェンスで制限していることになります。これは暴力や侵略、外宇宙的な諸力の侵入に関所を設けることになるのです。

私たちは三次元を活用できておらず三次元風の世界に生きている

　アーサー王の円卓の騎士は、キャメロットの城の平面的なテーブルに座りました。十二使徒から円卓の騎士へ。この三次元から二次元へのダウングレードは、12種類の人間の個性が整列するのでなく、12の感情という意味になるでしょう。立体での12は明らかに視点の違う12種類ですが、12に分けた円は、一つの視点の中での12種類でもあるのです。

　12人の人の異なる視点の共同でなく、一人の人間の中の12種類の心理風景の変化です。私たちは三次元に住んでいるように思いますが、実際には三次元をそんなに自由には活用できていません。目の前のことを見ている時に、それが三次元とわかるのは、目が二つあって、ちょっとだけ奥行きが見えるからです。建物の裏をその場で見たりはできません。歩いて建物の裏に行き、はじめて建物の裏に何が置いてあったかがわかります。つまり、ある程度時間をかけて、あるべき三次元的な視点を獲得するのです。一瞬の時間では、実は、視点は二次元的でもあるのです。

　もし、その場に立ったままで、建物の裏を見るためには、もう一つサテライトの視点があるとよいことになります。自分は建物の前にいます

が、もう一つの視点は建物の裏にいて、その情報が入ってくると、建物全体の三次元的な形を認識できるでしょう。

　目は非常に近いところに二つあるので、この二つの視点というところまでいきません。つまり一つの身体の中にちょっと距離が離れたところに目があるので、限界があるのです。ですので、加減でいえば、私たちは平面の二次元よりも少し奥行きが見える2.3次元とか2.4次元とか、そんな感じのところで生活しています。あとは想像力で補って三次元的なイメージを抱くのですが、しかし実際には三次元風というものになります。

空気のように隙間なく狐が詰まっていてちょっとでも動くとそれは集団に伝わる

　プラトンの立体を取り込んだ意識を実現するのは、今の個人では難しいでしょう。一つの五角形は、隣の五角形とぴったりと結合されています。そのため一人が何かすると、その影響は全部に波及します。しかし、一つの五角形は、他のところに伝わったものを直接自分の体験としては認識できません。しかし結果的に帰ってきたものを受け取ることはできるのです。

　私は小さな頃に、空中をすべて狐が埋め尽くしているという夢を見たことがあります。空気のどこにも狐が住んでいて、パズルのように隙間がありません。子供の頃は、よく夢の中に狐が出てきました。しかも大量の狐です。呼吸をする空気のすべてに狐が詰まっているのも当たり前に見えたのです。

　稲荷神社は狐が眷（けん）属で、この狐にお願いをすることで、商売繁盛を願います。空気というのは精神と物質のつなぎ目という考え方があります。

これもヘレニズム時代の考え方で、それは「月の領域」といわれています。

精神のお願い事は、空気の中に隙間なく詰まった狐にお願いをすると、それが物質的に実現します。狐はつなぎ役なのです。一つの狐に働きかけると全空間の狐に伝わるわけです。

私が子供の頃に見ていた夢は、稲荷神社の性質のようなもの、つまり集団的な記憶をそのまま見たものだといえます。自分もこの空気中に隙間なく張り巡らされた狐に接触していて、自分がちょっとでも動くと、それはすべての狐に伝わる。目に見えない惑星グリッドも、これにとても似ています。

視点が一つしか持てないから 三次元ではなく平面的な思考となる

視点が一つだと、三次元的な意識のあり方を実現できません。自分から見たものだけで解釈してしまいます。もう一つ、かなり違う場所に目があると、立体を認識することができるのです。

今の私たちはごくごく身近なところに、もう一つ目があるだけで、離れた場所にあるわけではありません。考え方もそれと似ていて、どんな現象もどんなテーマも自分が見たところから判断するのは、平面的な考え方といえます。もう一つの目があると、全く違う視点から考えるようになります。すると、もう特定の感情は継続できないともいえます。

思いというものは、視点が一つの時だけ続きます。ですから、例えば、異性関係で相手に対して何か思いや願い、期待があるとします。ですが、違う視点の、つまりこの二人に関係のない人の視点とか、たまたま近くを歩いている犬の視点に移してしまうと、もうその思いは続かないでしょ

う。思いつめていたことも、笑ってしまうような姿勢に変わる可能性があるのです。

　西洋占星術は惑星の平面的な動きを活用するシステムですが、個人は二次元的なところで生きており、視点は一つしかないということからすると、二次元西洋占星術は個人の視線を援護し、それで用が足りる面があります。

　自分はこう思う。

　自分はこう考える。

　自分は次に何をする。

　自分から見てあれはこういう意味がある……など。

　ですから、プラトンの正十二面体も、平面の12の区画にダウングレードすると、個人として取り込みやすくなります。プラトン立体は個人を超えたネットワークそのもので、一つの五角形の歪みを他の五角形が補正しますが、12サインのように平面的なものは、個人の中にある12の属性として、内面的な動きを追跡する時に活用されます。そのため、西洋占星術には「心理占星術」という分野も存在するのです。

　立体占星術などができてしまうと、この一人の単一の視点の推移という心理占星術は成り立ちません。ちょっと視点の角度を変えると一気に変形してしまうような心象風景をじっくりと取り組む気になれなくなってくるのです。

2点間での意識の移動とは
ここからあそこに向かう間しか働かない

　平面的な視点とはどんなものかつけ加えておきます。

　例えば、三角形は3点あり、この1点から見て、残り二つの点は、差

異性を作り出します。a、b、cという点で考えると、aから見ると、bからcへという推移が見てとれます。ある点からある点への推移を見ていることで、この見ているa点では意識が働くのです。

　意識とは射出なので、何か動かないかぎりは働かないし、眠ったままになるので、何か変化がないといけません。

　ですが、このa点の意識は、bからcへという推移によってのみ生かされているので、aは常にbからcへという動き以外で目覚めることはないのです。変化を知ることができて、意識が働くが、しかし変化の種類については自由が効きません。

　例えば、この２点は「お金がある／ない」という２点間で動いている時には、この三角形は、「儲かったか／儲からないか」ということでしか意識が成り立たないのです。そういうところでしかものを見ないわけです。というよりも、それ以外の見方は不可能だということです。つまり、そのような見方しかできない人は、お金に執着心があるからではありません。視点がそれ以外の可能性を発見できないだけなのです。

平面三角形では良かれと思っても
結果として余計なお世話になってしまう

　日本のテレビドラマで、『ゴーイングマイホーム』というものを見ましたが、入院した父親の娘が、父親の秘密の行動に対して、「女ができたのよ」という発想しか持たないで、どんなことも全部そこに結びつけていました。女優がこの下世話さを表現するのがとても上手だったので感心したのを覚えています。

　いかなることを言ってもそこに結びつける。そういうタイプの人が身近にいると疲れてしまうと思いますが、これが平面三角形の発想なので

す。

　そこから離れろと言われても離れる方法が見つかりません。なぜなら、そのことで自分が成り立っているからです。

　平面は自分の思いにつかまっていて、そこから離れることはできません。子供が自分の言うことを聞かないで家に戻って来ない時、「こんなに心配させて、許さん」というような発言も平面三角形の視点です。

　そしてこういう視点ばかりで集団ができると、人を助けるつもりで、相手の立場を侵害してしまうので、良かれと思ってしたことが反対の結果を呼ぶことはわりに多いのです。

　親切にしているのに、なぜか、結果として人の邪魔しかしていません。相手の平面三角形と自分の平面三角形が違う価値観で動いていることを理解するのは難しいでしょう。

　この平面三角形に、1点を加えるだけで正四面体ができます。そして一気に視点が拡大します。他者の思いを理解できる視点が発生するのです。

西洋占星術はヨーロッパが起点となり平面的な12区分となっている

　西洋占星術の12サインは平面性によって形成されるので、視点は単一です。

　グリニッジという本初子午線を牡羊座の0度に割り当てると、地球上のすべてはグリニッジから始まるという単一視点になります。

　創始の牡羊座は、ヨーロッパとかイギリスとかに割り当てされ、何か新しいことを考えるのは常に西欧社会で、エジプトなどは牡牛座で、そこには古代の資産があり、双子座の中東では、常に兄弟たちの不毛な

戦いがあり、政情不安が続きます。また異質な文化の交流のるつぼになり、インドや中国の蟹座では続々と子供が生まれるし、また一つの性質で全世界を統一ないし侵略しようとする意志に満たされ、小国の差異を認めないというふうに地域の違いを考えることもできるかもしれませんが、これらはいずれも、平面的な12区分だといえます。

　これは個人の単一視点で見る連続性なので、他人にそれを納得させることができないケースもあります。納得し、コミュニケーションを取るには、同じ考え方を持たなくてはなりません。政治的な統一を必要とします。

　例えば、私たちの多くがグレゴリオ暦を使います。日本も明治以後グレゴリオ暦です。すると、時間の中に敷かれた12の区画は共通のプロトコルになります。視点を一つにすることで共有されるのです。

　みな同じ思いを持たなくてはならない、ちょっと違う見解を言うと袋叩きにされるというのは、この平面的な視点で集まった集団の特質なのかもしれません。

　反対にいえば、三次元的なところからは、この平面的なものの動きは非常に把握しやすいのです。こういうケースではこのように反応し、こう言うだろうなと思ったら、やはり予想通りの反応をしたというふうに理解しやすいのです。

「私は何座」だからという考えでは自分を特定の枠に縛りつけてしまう

　自分を一側面とする大きな自己が存在し、それはこのネット全体を意味するとなると、地球上に張り巡らされた12サインのすべてに馴染んでいくことは、この大きな自己に接近することに多いに貢献することに

なります。

　まだ内側の世界観でしかないが、それは後に、立体の12の意識に発展するきっかけになるのです。そうすることで、より太陽に近づき、その人の活力がアップするような作用となります。読者の中にも世界中を旅するのが大好きな人がいるかと思いますが、それは個人の意識の枠を拡大して、より大きな自己に接近する助けになるのです。

　12サインは人生を12種類の分野に分けていますが、西洋占星術でいう「私は何座」と考える習慣は、自分を制限する考え方です。

　12サインはその人の生活の中のあらゆる部分に分担されて、その作用が反映されています。

　例えば、水瓶座がお金儲けの場所に入ってきた場合、その人はネットを使ってアマゾンのアフィリエイトのようなかたちでお金を儲けるやり方となります。お金儲けの部分で水瓶座を体験することになるので、「自分は何座」というように一つを強調することは、このグリッドを構築するという点からは退行する姿勢だともいえるでしょう。

西洋占星術と同じようにアカシックレコードにも12の区分がある

　西洋占星術で使われている12サインは、アカシックリーディングで使われる「アカシックレコード」というものと全く同じものです。ここでも12種類全部をあらゆる部分で体験するということが重要です。

　アカシックレコードも、一つの視点で見るかぎりは連続性があり、物語性が成り立ちます。もし、三次元的に見てしまうと、全く違う解釈が成り立つので、多くの人が同じのを見るわけではなくなってきます。

　そもそもどんな記録も風景も、見ている自分との関係で成り立つので、

見る人が変わると内容も変わります。

　誰もが共通して認める映像・データ・認識などあるわけがありません。より高度な客観性というものは存在しますが、それは低次なレベルにおいて具体的に同じ映像とか光景・内容という意味ではないのです。

　西洋占星術で使う12サインは全部馴染んでしまうと、それが統合化されて、次の大きなレベルの12個のうちの一つに「接続」されます。しかし、12個全部に馴染んでいない、特に嫌いなものがあると、それが原因で自分の位置で足止めされ、次のレベルのものを知る機会はずっと失われてしまいます。

　あるレベルのものをすべて満たすことが大事といえます。そこのものを全部揃えると、次の扉が開くというのは、類感呪術や雛形理論を説明した時と同じ理屈といえるでしょう。

個人の外側に12サインがあるように内側にも鏡面としての12サインが存在する

　個人の外側に12サインがあるのなら、内側にも鏡のように反射して自分の人生の中で12サインに当たるような体験があります。全部均等に発達させること、それが外側の12個と均等に連携していきます。内側と外側は鏡のように反射し合う構造です。世界旅行に行き、世界のいろいろな場所に馴染むことと、自分の個人的活動の中でいろいろな世界に通じることはお互いに協力することになります。

　ですが、これは平面の12に浸透することで、まだプラトンの正十二面体には遠いといえます。この立体の図形的な意識に向かうには、自分とは立場も考え方も違う、それでいて密接な関係のある人と連携しなくてはなりません。これが「前世の自分との連携」というふうに考えても

よいかもしれません。

　前世探索は、自分の人生の１点だけを輝かせるのではなく、同時に他の前世を同じように活発にさせることで今の人生に大きな変化が起きます。

　前世を見ることで、今の人生を改善することが本来のヒプノセラピーかもしれませんが、それは反対のこともいえます。つまり、今の人生がそれにより変わることで、前世に対する解釈が変わり、もっとそれを違う目で見ることができるようになります。

　全体は部分に、部分は全体に通信し合うのです。大きな自己がいくつかの前世に関わっているのならば、大きな自己を通じて、今の人生は、他の前世に影響を与えるはずです。

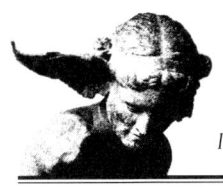

Integral Hypno Self-study Manual

Lesson 10

分割することで時間が生まれる

分割されたものが元に戻ろうとする動き
それが時間の流れといえる

　大きな自己は時間の外にいます。そして時間のある世界というのは、この時間のない世界を、いくつかに分けたものだと考えてみましょう。時間のない世界を時間のある世界につなぐには、細分化し、部分化しなくてはなりません。

　イメージで説明すると、一つのピザのようなものがあったとします。時間のある世界とは動きのある世界です。この動きを作り出すために、ピザを四つに割ってみます。この四つに分かれたそれぞれが４分の１の魂だとします。４分の１の部分は元に戻ろうとする力が働きます。

　宇宙は、分化することと元に戻って一体化する力の両方が働いています。４分の１は、他の三つの領域を順番に体験していきます。１、２、３……と移動することで、それらをつなぎ合わせ、全体を思い出します。これが時間の動きです。

　時間の中にあるものは、大きな自己を分割した、小さな自己が住む世界です。他の時間の体験を前世と認識するのです。たくさんの前世をつなぎ合わせると、そして今の自分もつなぎ合わせると、全体として大き

な自己が復元されます。そして時計が止まるのです。

　この大きな自己は、無時間の中にあるように見えて、実は無時間ではありません。つまり、大きな自己という枠の中で分割された小さな自己には時間が存在します。この小さな自己からすると、大きな自己は無時間で永遠です。それは小さな自己が大きな自己の一部分であり、その大きな自己の内部にあるからです。

目の前だけの因果関係にとらわれるととんでもない方向に向かいやすい

　電車の中で友人同士の話に夢中になっている間、電車は動いているかどうかわかりません。停止しているのと同じような状況です。ですが、電車はどこかを走っています。話に夢中になって、電車の内部の活動に集中している間は、電車は動いていないように見えるのです。地球は高速で回転しているが、私たちはそれを感じません。それと同じことです。

　大きな自己に戻ることは、電車の中の乗客ではなく、電車全体を見る視野に戻ることです。すると電車は、今、どこかを走っている。つまり時間の中・動きの中にいます。そしてこの大きな自己がいくつか集まって、さらに大きな自己があるのです。それは大きな自己からすると無時間です。

　惑星は回転しています。時間があります。それらを生かしている軸の太陽は回転しません。惑星からすると太陽は無時間に見えます。ですが、太陽の位置に立ってみると、太陽は回転しているかもしれません。私たちはそれを知ることはできません。なぜなら、太陽の軸に依存した下の領域の惑星にいるからです。

　目の前の陰陽活動、すなわち因果に夢中になると、全体としてとんで

もない方向に暴走するというのは、科学的な発見に夢中になっている間に気がつくと原子爆弾を作り、大量の人を殺してしまった結果になったという事実を見ればわかるでしょう。ですが、統合的な領域は無時間だといいました。そして無時間というのは、動きがないので、意識が働きません。意識は常に射出して成り立ちます。意識が働かないので私たちは無時間という統合的な極点を意識できないわけです。

　下から見ると統合的な意識は存在しません。そのため目の前の因果によってのみ生きなくてはなりません。それが平面的な意識の場合には、そのつもりはなくても破壊的な結果を呼ぶこともあります。

　そういう意味では、これまで意識できなかった、無の統合的な意識を獲得するのはとても大切なことなのではないでしょうか。

「時間体験の中にある私」と「時間の中にいない変わらない私」。この両方が必要なのです。

　目の前の因果にのみとらわれると、全体としてどこに行くのか無自覚になるのです。もし政治家なら目の前の事象にのみ夢中になって判断すると、多くの人を悲惨な事態に巻き込むこともありえます。

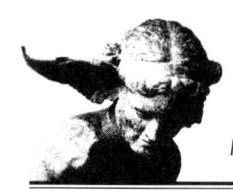

Integral Hypno Self-study Manual **Lesson 11**

7と12の関係／
「足すこと」と「かけること」

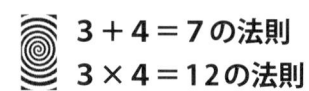

3＋4＝7の法則
3×4＝12の法則

　宇宙構造は、あるいは自己という構造は七つでできていると説明しました。一つの音の中に七つあり、その一つにさらに七つあります。この七つという仕組みは、さまざまな体系に込められています。

　仏教の曼陀羅(まんだら)は外側に八つの要素がありますが、これは実は七つの音階に、さらに上のドの音を加えたものです。

　カバラの生命の樹やスーフィーのエニアグラムも、7の原理をもう少し詳しく説明したものです。

　西洋占星術の7惑星。

　ヨガのチャクラ。

　音律の七つ。

　虹やプリズムの七つ。これらはもともと同じものを示していました。

　ですが、この七つについて説明しながら、プラトンの正十二面体や二次元平面の12の区画にダウングレードなどという話をしたので、混乱した人はいるはずです。7と12のどちらを考えればよいのかというこ

とです。

　7と12の関係は、実はとても密接です。それは3＋4か、あるいは3×4だからです。ともに3の原理と4の原理の組み合わせで、一つは足す、一つはかけたものです。

　それに音律は7音階ですが、全部を半音にすると12音階になります。3の数字は創造と活動の原理を表しています。

　4の数字は環境を示しています。3＋4は活動の力がどこかに環境に入るには、必要な要素は七つ必要だということを意味しています。七つのうち、共有されているものは何もなく、最低七つ必要だという話です。

　3の活動力が環境の四つのうちの、一つひとつにそれぞれ入ると、3×4＝12になります。ここでは、3の法則としては共有されたものがあり、3の法則は四つになったことを示しているのです。

　つまり、具体的な環境の中では3の法則がいくつか複数化し、いわば一つの魂が、四つの区画に分散したということです。先ほどの例でいうと、ピザを四つに割ったところを、一つひとつ三角形が歩いているような感じです。しかし、原理そのものは七つしかないということなのです。ですから、7の法則は具体的な環境、すなわち時間と空間の中では12に変身するということになります。

12に分割された領域を7段階経験するとことで全体を把握する

　宇宙のあらゆることが記録されているといわれるアカシックレコードの基礎的なディスクは、12のロゴスでできています。これは3×4の仕組みです。西洋占星術の12サインの仕組みと同じです。

　3の法則と4の法則を具体的に理解ないしは展開するには、最低12

が必要です。環境の４を四元素と想定すると、風・火・水・土とたとえることができます。風の素材では３はどう働くか。火の部分ではどうか。水では。また土では。

同じ３の法則が、それぞれ性質として違って見えるかもしれません。

例えば３の原理のうちの一つの能動原理は、火では他を弾き飛ばし、攻撃的だったのに、水ではむしろ他に積極的に馴染むように働くということもあります。となると、３の原理は同じでも実際の作用が全く違うものになるということです。

この７と１２の関係を地球のような球体に貼りつけると、以下の図のようになります。

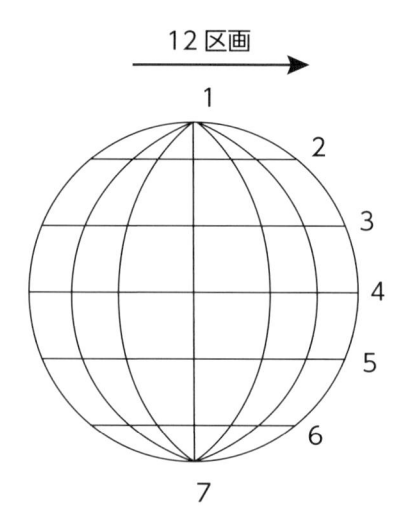

地球に３０度ずつの区切りをつけた図を考えてください。

縦軸の七つは固定されています。横軸にあるものは地球が回転しており、それは１２の区画に分かれています。変わらない部分では３＋４＝

7で、時間の中で回転する部分は3×4＝12になります。つまり、7の法則は時間の中に入ると12に変わるということです。

地球のような球体は一つの世界と考えてみましょう。一つの世界にやってきた魂は、その世界をくまなく味わい尽くすには、時間の中で12に分割された領域を7段階経験することで、およそ球体の全部を味わったということになります。もちろん、この七つ、12個というのは大まかなマップであって、実際にはもっと細分化された経験をします。ですが、ダイジェストにしてみれば、こういう歩き方をしているということなのです。

太一を陰陽に分割し
五行を足すことで7が生まれる

七つの原理は他の考え方もできます。

中国の宇宙原理として、「太一陰陽五行」というのがあります。これはカバラの生命の樹と全く同じ原理です。「太一」が一つの音でこれを「陰陽」に分割します。この段階で、神道でいう「造化三神」が出来上がることになります。

ある世界においての活動というのは、この陰陽の二極化がないと働きません。そして二極では単純すぎるので、その間に「五行」というものが発生し、陰陽と五行を合わせると七つということになります。

一つの音の中に七つあるというのは、一つの音を太一というものとみなし、それが七つに分割されるという意味です。太一は、より大きな世界では、七つのうちの一つと考えるとよいでしょう。

精神世界では、「ユニティ」とか「唯一神」とか、最終的な一なるものに回帰することが重要という考え方がありますが、これは実は相対的な

もので、あるコスモスにおいては最終的な太一がありますが、それは前の等級宇宙からすると七つのうちの一つであるということになります。

　ですが、遠すぎるものを追いかけることに意味はあまりないし、無時間の果ては、私たちの意識が働かないので、それは全くのところ空無でしかないと思う人も多いでしょう。大切なのは、今住んでいる私たちからすると統合的な太一はどこにあるのかということです。その先のことは、私たちが住んでいるところから決して見えてきません。

　太一は究極のものでなく相対的ですが、内部から見ると絶対的です。θヒーリングの7番目の次元も、実は私が考えるに四次元です。ですが、その方が再プログラミングという目的では便利だと思います。十分に実用的なのです。

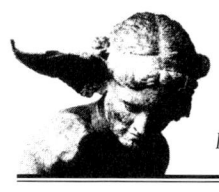

Integral Hypno Self-study Manual **Lesson 12**

卵のかたちをしている生命

五つのタットワのうち「空」は四元素を内包している

　五行は、五重塔などで知られる五つのタットワ（元素）という法則とか、また西欧では五元素というと分類ともともとは同じルーツで、この法則もよく知られています。

　五つのタットワは、空(くう)・風・火・水・土という分類をします。錬金術師たちは、空に当たる第五元素を手に入れようといろいろと試みました。それは永遠の命を表しているからだといわれています。

　プラトン立体は、やはり五つの元素に対応しています。プラトンが最も好んだ正十二面体は、空の元素だったのですが、プラトンはそれをあまりにも神聖視した結果、直接名前で呼んではならないといったとされています。

　この空の元素は、東洋の考えでは、「アカーシャのタットワ」といわれ、時間と空間の外にあります。それが内部分割されて、四つの風・火・水・土が作られました。つまり、4の法則の始源にあるものが第五元素なのです。

　4の数字が示す四元素は時間と空間の中にあります。つまり永遠性を

持ち、ぴたっと止まった空の元素があり、その腹の中に、休みなく動く四つの部分が形成されたというイメージで考えてみてください。妙なイメージかもしれませんが、一人の人が静止して立っていますが、腹の中では胃や腸が休みなくゴロゴロと動いているというようなものです。

このアカーシャのタットワは、横から見ると楕円形の卵のようなかたちをしています。

この世界に入る前の私たちは みな世界卵のかたちを取っていた

中学生の時、私は学校の朝の朝礼で、そのまま気絶したことがあります。

成長期にはありがちなことなのですが、その時、だんだんと音が聞こえなくなり、目を開けていても何も見えなくなり、外界との情報の回路がすべてオフになりました。そして、自分が柿の種のようなもの、あるいは卵のかたちに収縮し、胸の中心に戻っていったのを見ていました。色は茶色でした。それはまるで亀が手足を引っ込めるような印象でした。

安息とか深いリラックスを感じましたが、外界に関しては何も知覚できません。そしてしばらくすると、保健室に寝かされている自分に気がついたのです。先生が「養命酒を飲め」といって飲まされたことを記憶しています。

引っ込めた手足が出ると外界に接続され、感覚が働くようになります。感覚を引っ込めてしまうと、時間感覚はなくなるので、自分が意識を失ったのはどのくらいの時間なのか、全くわかりません。

これが空の元素、アカーシャの楕円の身体、あるいは第五元素と呼ばれるものに回帰した実感的体験です。

感覚の手足を伸ばして、この世界に入る前は、私たちはみな卵のかたちをしているのではないかと思います。これを「世界卵（アニマムンディ）」と呼ぶこともできます。それはさまざまなサイズがあります。もちろん、クラスターの蜂の巣もこのことを意味しています。蚕と結びつけてもよいかもしれません。

世界卵そのものを表している「世界」のカード

　タロットカードの大アルカナの最後のカード、21番の番号のついた世界のカードでは、これそのものを表現しています。

　空の元素は真ん中に描かれています。

　楕円の卵のかたちの輪の中に、両性具有者がいます。なぜ両性具有かというと、時間と空間の外にあるものは、二極化しているとしても、しかしまだ二極化の一つを選択していません。両方の可能性を含んでいるという意味だからです。

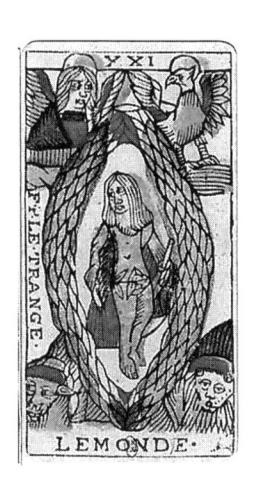

　もし、世界に関わる気がない、すなわち手足を出す気がないのならば、二極化にも至らず、太一という唯一のものに戻ってしまうでしょう。

　そのため、二極化しているということだけでも、世界や外界に関わる意欲を示していることになります。

　太一陰陽五行のすべてが、この世界のカードに封入されています。

　卵は太一。

　男女の二極化の意欲は陰陽。

そしてそれを中心にして、四つが分岐して、合計五つの元素になります。

　世界卵ないしは宇宙卵の思想で有名なのはピュタゴラスの信仰していたオルペウス教で、この思想では、宇宙の原初には、水と粘液があり、多頭で翼がある両性具有の蛇のクロノスが生まれ卵を作ったといわれています。

　この中には、宇宙となる二極化の種がありました。卵が割れると、上の部分は天のウラノス、下の部分は大地のゲーになりました。それから土のプルート、水のポセイドン、火のゼウス、この火から空気のヘラが生まれました。ウィリアム・ブレイクは、世界卵から孵化する子供の絵に、『門の鍵』という詩をつけていました。

　山梨大学滝口晴男教授のホームページ＜http://www.edu.yamanashi.ac.jp/~taki/ronbun/egg/egg3.html＞を引用・参照してみます。

　ブレイクの『門の鍵』の後半に「私は暗い両性具有となって立った、悪と善の元、合理的真理として。私の回りは炎の剣が流れ、彼女の回りには雪の嵐が吹き、彼女のヴェールを凍らせ、世界殻となった。」と書かれています。卵の堅い殻は、寒い雪の降る冬至にも関係しますが、これについては後で説明したいと思います。

　１年の中にある四つの領域で堅い殻は冬ですが、１日のサイクルでは、これは夜中ではなく、むしろ正午に関係しています。

　カバラでは太陽の光は暗闇であるという考えがあり、つまり広大な精神の世界からすると、感覚的に縛りつけるのは殻に閉じ込めるという意味だからです。昼は見えるものに意識が集中します。だから、精神からすると、太陽の明るい正午というのは、暗闇に閉じ込められた場所なのです。こうした殻をブレイクは「ヴェールを凍らせ、世界殻となった。」

と表現したわけです。

🌀 あそこからここに向かうのではなく あそこもここも存在する

　オルペウス教と同じように、この卵は、卵の外にある四元素に分岐し、またそれに支えられて世界に立っています。一方向に流れる時間（すなわち、二極化の片方）の見方からすると、卵が割れるともう卵は失われ、四元素が残りますが、法則としてはその両方が維持されているので、第五元素、そしてそれが割れて、四つの元素になるという構図が出来上がることになります。

　一方的に流れる二極化の世界でなく、本来の非時間の中では、変化があると、そのプロセスのすべてが同時にあるとみなされます。あそこからここに向かうのではなく、あそこもここも存在するのです。つまり、バラエティが増えることになり、何も失われることはありません。これは「世界が増やされる」という特有の言葉で表現されるものです。

　霊界は時間のない世界なので、そこではどんなことをしても、世界はバラエティを持てません。そのため、まず自己を分割して、時間と空間のある不完全な、いわば片割れ的な世界を作り出し、この中で、忘却しながら時間と空間を歩き回る断片的な意識がさまざまな行為をすることになります。その断片的な意識は全貌を知りませんし、その場のことだけに夢中になります。

　しかし、時間のない世界では、それが自身では決してできなかった、バラエティのある変化に富んだ彩りを作り出すことになるのです。過去のものも未来のものも、全部同時にそこにあります。それが、増えたということなのです。

時間の中に住んでいる存在からすると増えたことにならず、一つを手に入れるために、他の一つを手放し、一つの仕事をしようとすると、違う仕事をやめたりしなくてはならない。私たちが限定されているからだというよりも、限定されたものの中に強く集中しているからです。

割れて生まれる卵の最少の単位は１日
時間やサイズは異なってもかたちは同じ

　タロットの「世界」のカードでは、四元素は、土を表す牡牛、火を表す獅子、水を表す鷲、風を表す天使として表現されています。空の元素の卵のままだと、世界の中に入れません。それは中空に浮かんだままで、私が意識を失い、保健室に横たわっていた状態のようなものです。空の元素が四元素に割れていく段階で、世界の時間の流れやまた空間の違いが認識されることになります。

　例えば、時間は火と水で、空間は土と風で表現されると考えてもよいかもしれません。

　ヒプノセラピーの創始者であるワイスのヒプノ誘導では、気のエネルギーでできた卵に戻るために、イメージ誘導で光を身体の内部に降ろします。また周囲を繭のように包むということが行われます。

　卵に戻り、人生のはじまりの前の段階に戻るのです。つまり、感覚の手足が回収されている状態です。そうしないことには、前世に行くことはできません。卵に入った後に、また上空に浮かび、また入るという手続きが必要だということです。

　私たちは、感覚の触手を伸ばしていて、それによって世界に関わるので、常に自分がさまざまなことに引き裂かれていて、それが常に緊張を呼びます。まるで自分が世界の部品になったかのようで、その緊張と消

耗が限界に達すると卵に戻ろうとするのです。つまり、毎晩、夜に眠って休息をします。

　手足を引っ込めると意識を失いますが、その時に、故郷に戻ります。そこで活力をチャージして、また手足を伸ばし、この世界を認識するという繰り返しの一番小さな単位として、卵の寿命は１日なのです。

　起きている時間が18時間だとすると、卵は、６時間は割れておらず、残りの18時間は割れて四元素に分岐しているといえます。すると私たちは卵全体を忘却し、一つひとつの細かいことに注意を奪われ、朝考えたことを昼忘れてしまいます。

　赤ん坊が大切な万年筆をつかんで離さない。

　無理に奪おうとすると怒る。

　そういう時には、もっと興味を引くものを渡せばよいのです。すると、すぐさま万年筆を放り出します。

　私たちはこういう時間と空間の中の忘却の世界に住んでいるわけです。

　私たちは小さな死を迎え、次の日の朝には、また小さな生まれを体験します。一番小さな卵は１日の寿命ですが、実は、さまざまな時間の長さの、サイズの違う卵があります。ですが、卵はみな、構造は似ているのです。

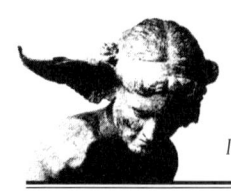

Integral Hypno Self-study Manual **Lesson 13**

大きな自己としての構造、クラスターの区分

地球上でのクラスターとしての生存期間は2万6000年を基本単位としている

　プラトンは魂のサイクルというものを説明しました。地球は太陽の周りを回る時に、すりこぎ運動というものをしていて、2万6000年で1回転します。これは「歳差活動」と呼ばれていて、ヒッパルコスが発見したことになっていますが、むしろ古代エジプトや種々の古代文明では強く意識されていたものです。

　私たちは宇宙から地球にやってきました。

　これは大きなクラスターとしてやってきたと考えられます。個人はこの中の一側面です。このクラスターとしての魂の地球生存期間は、基本的な単位としては2万6000年です。

　歳差活動では、北極星は2万6000年を経て同じものがやってきます。

　北極星は地球の極の延長線上にあります。

　地球をあたかも人体のように考えてみると、頭のてっぺんから入り込んできた魂があります。私が中学生の時に倒れた時、卵型の実体は胸の中心にありましたが、古い本によると、死ぬ時には、この卵が頭から抜

けて外に出て行くと書かれてあります。また生まれる時には、母体が用意した肉体の中にこの卵が入ります。

　地球サイズでは、クラスターは同じように北極から入ります。それは北極星からやってきて、そして地球の北極に入ると考えられています。

　地球経験の中に入り込んできた大きな自己は、2万6000年すると、北極が同じ北極星を指した時に、外に出て行くことができます。同期を取るというのは共鳴するということなので、共鳴することでしか移動はできません。

　霊的なものは、共鳴したものが小石を飛び飛びに渡るように移動します。共鳴し、なおかつ同等のサイズになった時、そこに移動すると考えるとよいでしょう。

　不足があると類感作用は働きません。そのため、クラスターの部品を全部揃えなくてはならないのです。一つでも足りないものがあると、地球に閉じ込められてしまうからです。「期限までに耳を揃えて持ってこい」というわけです。

2万6000年を12に分けて2200年 さらに30に分けて72年と想定する

　人体では頭、地球では北極付近の入り口は、1年という時間単位の中では春分点で、この時に、山から降りてきた先祖は里に生まれます。

　春分点は頭のてっぺんに対応しており、それは例えば、春分点を太陽が通過する時にスタートする牡羊座が、頭に関係しているということとも関連するでしょう。

　この歳差としての2万6000年を12に分けると、2200年の幅を持つ小クラスターが12個出来上がります。この2200年の単位を「プラトン

月」と呼びます。2万6000年は「プラトン年」です。

　人間個人は、この2200年を30個に割った72年を一生と想定するもので、これを「プラトン日」ということができます。人の一生は魂の1日なのです。

　卵は小さな単位では1日の寿命と説明しましたが、人の一生というサイズの卵は、72年前後を目安とする寿命を持っています。

　プラトン年・プラトン月・プラトン日は、大きな魂、大きな自己、あるいはクラスターの持つ年月日です。この中の1日が、肉体を持つ個人としての一生です。もちろん、「プラトン週」というものも考えることができるとは思います。単純計算では、1週間は72年を七つかけた504年の単位となります。

　私たちの生活が年月日で進行するように、これを大きなマップに当てはめて、2万6000年の地球滞在の寿命、1ヵ月が2200年、1日が72年で、夜になると眠り、すなわち個人は死に、また朝に目覚め、つまり生まれてきて、72年の1日を過ごすと考えます。また、2万6000年という1年の中には春があり、冬もあります。何か不活発な時代もあれば、また春のような時代もあるということです。

　実は、2万6000年すると外に出て行くのかどうかには、二つの説があり、一つ目の説としては、2万6000年まるごと滞在するという見解です。もう一つは、2200年が七つ集まり、1万5400年で単位は終了するというのが、二つ目の見解です。

　これは地球に貼りつけた30度ずつの網の目で考えてみるとよいかもしれません。横回転の経度の経験の流れであれば、12回分になります。しかし、もし緯度の方向であれば、上から下まで経験するのは7回でよいことになります。

ステップとしては12だが 実際は7階段を往復しているだけ

　ホロスコープで説明すると、頭は春分点、牡羊座で、魂が入る場所でした。ここから7番目の天秤座まで行くと七つが完了で、ボトムの天秤座というのは、身体では腰を意味します。

　その後、このコースを逆にたどるのが8番目のサインである蠍座から、12番目のサインである魚座までですが、これははじめの七つに重なっているので、階段の数は七つで完了していることになります。

　時間経験では12ステップでも、実際に上がり下りしている階段は七つしかないのです。

　チャクラは一番下のムラダーラチャクラが腰で、天秤座も腰です。サハスララチャクラからムラダーラチャクラまでの七つのチャクラは、牡羊座から天秤座までの七つのサインで経験が完了するという話になります。

　シュタイナーの思想の源流の神智学では、この2200年サイクルの文化期はやはり七つで完了します。しかしプラトン周期では12個あります。構造として知るのなら7回でよくて、また人生のいろいろな彩りや経験という点では12回です。

　これはインドのヨガなどはメカニズムに注目し、西欧的なものは経験的なイメージに託すという違いがあるということも参考になります。インド式ならば7回で、西洋的ならば12回というケースもあります。

　シュタイナーは、つくづく西欧人は物質的なものが好きで、決して地球環境からは去りたがらないという言い方をするので、12回にしたいのかもしれません。これはクラスターの好みがあるのではないかと思います。最低限の要点ならば7回です。

ホロスコープでは七つの天体が12サインのあちこちに散らばってしまう

　縦軸の七つを横回転する12のセクトの中でランダムに経験するとしたら、12区画のうち、七つに魂が入り込み、残りの五つは空白のままに放置されることになります。それにそもそも西洋占星術のホロスコープでは、七つの天体が12サインのあちこちに均等でないかたちで分布しています。中には一つのサインに惑星が集まりすぎて、空白サインがもっと増える場合もあることでしょう。

　魂の経験について、ホロスコープと同じと考えてはいけないのです。しかし、七つが12の回転領域に不均等に入り込むという構造そのものについては、一理あるのではないかと思います。

　集団魂としてのクラスターは一つではありません。地球には複数のグループが乗り入れしています。入った時の北極星がどこにあったのかを考えてみるのも興味深いでしょう。

　今の北極星はこぐま座ですから、すると、2万6000年前に、こぐま座にあったことになります。

　3000年前はりゅう座のトゥバンにあり、ピラミッドにはそこに向かう穴が開けてあります。3000年前にりゅう座から来たものは、2万6000年サイクルであれば、2万3000年後に地球から出て行くことになります。

　そんなに長い間滞在するのかどうかは聞いてみないとわかりませんが、いずれにしても出入りするタイミングはあり、それは季節のめぐりと似たようなもので、出入りするなら春まで待とうと考えているのです。

　出入り口は任意のところになく、決まった場所にしかありません。その重なった時期に、部品が全部揃うと共鳴の原理によって、元の場所に

テレポートするのです。期間までに全部揃わないと次回まで待たなくてはならないことになります。

全員が同じサイクルで生きているわけではなく出たり入ったりを繰り返していく

　複数のクラスターは全員が同じサイクルでは生きていないし、マヤ文明のように、あらかた地球から出ていった種族もいるし、まだ入ってきたばかりの種族もいます。
　これらを同じサイクルで扱うことはできません。
　学校は毎年新入生がやってきます。
　会社も毎年新入社員がやってきます。
　そのように、新規に入るクラスターと去るクラスターがあるのです。そのため、地球上で、同じ思想をすべての人に押しつけるわけにはいきません。ぶつかりそうなグループがあったら、そっと当たらず触らずで、避けて通る必要があるのです。というのも、共通の見解が得られることはまずないからです。すべてを統一しようとするのは、そうとうに異常な考え方であるといえます。
　しかし、図らずも合流してしまったケースがあるとすると、それは大きなクラスター単位においての予想外の僥倖とでもいえます。それは２万6000年サイクルよりももっと大きな単位においての統合化だからです。
　大きな切り替えの時にはそういうことが起こりうるのです。つまり、２万6000年サイクルが、より大きなものの一つであることを自ら発見した時です。

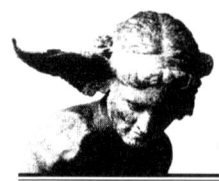

Integral Hypno Self-study Manual **Lesson 14**

上から降りないと打開できない法則

前世での未解決を今生で解決することもあるが一貫して同じ型となることもある

　宇宙法則としては、今の人生の中で解決はできないものはたくさんあり、それは、前世というよりも、前世も合わせて、もう一つ上の領域から降りないことには何一つ変化させることができないという法則から来ています。

　音のたとえで説明すると「シはドになれない。しかしドは自分を分割して、シに降りることができる」というグルジェフの法則です。

　上位のものはいかなる音にもなれます。しかし下にあるものは横の違う音に移動できないという鉄則です。

　ワイスのヒプノセラピーの本、また他のヒプノセラピーの本でも、今回の人生に、前世での人との縁がそのまま復元されている事例を紹介しています。

　前世で出会った人が、今回の人生の母や兄になったり、今回の人生の中に前世のダイジェストのようなものが、縮小的に復元されたりしているのです。今回が出所ではなく、今回はその組み合わせを変えたコピーなのだということです。こういう場合、前世で発生した問題は、今回の

人生という枠の中で解決することができません。ある人生のパターンを復元して受動的にそれを追体験するだけで終わってしまうこともあります。

　それでは問題が発生したスタート点に戻れば、それは何とかなるのかというと、心の型ができている場合には、無理な場合もあります。つまり、前回が原因で今があるというよりも、前回も今も共通して、一つの型が降りてきているとみなすわけです。

7音まとまることで無色の音となるが下に向かってはどんな音にもなれる

　有は無になれない。
　しかし無は有になることができる。
　あるいは下にあるものは自力で上昇はできない。
　上にあるものが降りて、誘導することで、はじめて上がることができるという宇宙法則を考えてみてください。
　プリズムのように、7種類の光はまとめて一つの白い光になり、この一つのものはより上位の次元では七つのうちの一つという法則です。
　ド・レ・ミ・ファ・ソ・ラ・シという音があるとして、それぞれ違う個性があります。人生の中にこの七つの区分と、その要素の組み合わせによる人生パターンがあるわけです。
　ファの音はソにはなれません。ファはファ自身の持つ制限によって、ソに変わることはないのです。しかし、この七つの音は全部まとまると、一つの無色の音になります。実は、無色ではないのですが、しかしそれまでのファの音のレベルからすると無であり、すべてなのです。
　この無色の音は、下に向かってはどの音にも降りることができるとい

う法則があります。なぜなら、全部だからです。

　自分の中にすべてある。そして自己を分割することで、全が部分になる。皿が割れるということをイメージしてもよいでしょう。

　一つの人生の中にも、より小さな範囲で七つの音があります。この七つの音が何かバランスを崩している時、それを変えることができるのは、その音そのもの自身ではありません。その音は、自分の位置も特徴も、またどんな状況かも理解できていないのです。

　その音がどんな特徴を持ち、どういう意義があるのかを知っているのは、これらを統合した全体の白い光だけです。そのため、一度白い光になり、そこからまた自己を分割して元の音になると、それは正しい位置づけと意味を発見することになります。

　上から降りてきたものは自己を分割して、どんな音にも変わることができます。また変化させることができるというのは鉄則なので、θヒーリングの再プログラムなどもそういう法則を活用しています。元の１番目に戻り、そこで再プログラムして、元の音に戻るという手続きです。

　七つ全部合わせたものは、七つのうちの一番てっぺんと共有されている構造で、宇宙法則を説明したエニアグラムではそのようになっています。

インテグラル・ヒプノの目的は
太一の領域に戻りそこから再統合化すること

　今の人生の中で、問題を解決しようとして四苦八苦してどうにもならないのは、法則を知らないであがいているということかもしれません。

　方法としては、今と共通した面を持つ前世をサーチすることになります。そのために、まずは上空に上がる必要があります。そこに白い光が

あります。これは、もう少しレベルを上げると透明な光となります。

さらに次のレベルでは、無の光という言い表しがたい段階があります。これらはみな統合的な七つを全部合わせた場所です。

そこからまた降りるということを繰り返すと、大きな変化が起きます。これは、今つかんでいるものから手を離すということです。統合化できないのは、つかんでいるものから手を離さないからで、手を離すと、自分の特定の色から統合的な無色に回帰します。

そして、あらためて、また元の位置に戻るのです。すると、それは個性的な人生の場所であり、阻害された場所ではありません。否定的な意味ではなく、むしろ、それ自身が良い可能性を持った場所に変わります。「そうか、こういう意味だったのか」と理解するだけでも好ましい結果を生じることでしょう。

ヒプノセラピーは、今の問題を前世の中で原因を探し、それを解決するということが多かったのです。インテグラル・ヒプノは、七つの人生を統括している元の一つの太一の領域に戻り、そこから七つを再統合化すると同時に、これが次の次元の入り口になることを踏まえて、理想的には、2万6000年・2200年・72年という魂の年月日を知ることで、長い時間サイクルに横たわる自分の全体的なマップを作ることを目的にしています。果てしない作業かもしれません。しかし計り知れない利点があるのはいうまでもないでしょう。

実用的かどうかはわかりません。なぜなら、実用的というのは、今、目前にしている利害に貢献するという意味だからです。

長期的な視点のものは、短期的なことに集中している意識からすると、何か無味乾燥に見えることもあります。しかし、いつまでもそういう短期的なことにしがみついている人生を過ごすわけではありません。目前のことは目前のこととして取り組みつつ、一方で、大きな視点が大切なのです。

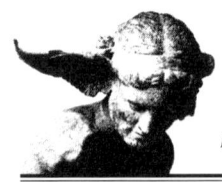

Integral Hypno Self-study Manual **Lesson 15**

リラックス・呼吸法・想像による卵作り

私たちから見ると人のかたちだが上位の次元から見ると卵のかたちとなる

　一個人としての「私」は、プラトンサイクルの中で1日、すなわち72年単位を目安にした人のかたちをしたものです。もちろん寿命はそれよりも短いケースもあれば、もっと長い場合もあるでしょう。

　今の人生しかないと思うと長寿にしたい。が、これは魂の1日であり、1ヵ月は28日から30日くらいもあり、さらに12ヵ月もあると考えると、中にはいたずらに長寿を望まず、きっぱりと潔く諦める人もいます。アップルコンピューターの創始者のスティーブ・ジョブズも、がん治療を拒み、50代という年齢で死去しました。

　私たちから見ると、人間は人のかたちをしています。ですが、これは物質の素材をまとった状態では人のかたちをしていますが、より上の次元から見たら、卵のかたちをしており、小さな卵が胸の真ん中にあり、これが身体の外を包むオーラのような大きな卵を作り出していると見えます。

　目に見えない磁力が金属の粉を引き寄せて、かたちに見えるものになるかのように、卵のかたちの磁力はより振動の低い物質を引き寄せて、肉体を形成します。この振動の低い物質は日々取り寄せられ、また古く

なったものはすぐに廃棄されます。それは大変に忙しい作業で、そのために身体器官は、休みない工場の作業を続けているといえます。しかしこの組織を引き寄せている磁力が消えると、素材は一気に解散してしまいます。腐敗するというのは、そういう磁力のある実体が去った状況を示すのです。一瞬で工場は廃墟に変わるということです。

　前世のビジョンを見るには、自分を人のかたちと見る「感覚的な」センサーから、自分を卵と見る「非感覚的な」センサーに意識をシフトするとよりスムーズです。

　感覚的というのは、目で見たり、触ったり、臭ったり、聞いたりという感覚器官で確認したものを頼りにするという意味です。非感覚的とは、そういう感覚器官で受け取れないものを感受することを示します。

　感覚から手を離すと、相対的に非感覚的な知覚意識が浮上します。つまり非感覚的なセンサーの表面を感覚が覆い隠していたということなのです。

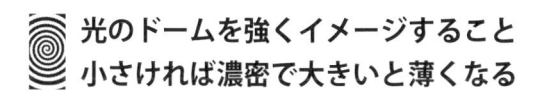

光のドームを強くイメージすること
小さければ濃密で大きいと薄くなる

　そのためには、リラックスと呼吸法と、身体の周囲に卵のようなものを想像するという三つのものが重要です。

　身体の周囲に、「世界の卵」、あるいは繭、光のドームのようなものを、想像力を使って作ってみると、日常的な雑多な印象を一時的にカットすることに役立ちます。あるビジョンの中に入るには、それに集中するということと今度はそれを邪魔して脚を引っ張る要素を取り除くという両方から取り組むと効率的に進みます。光のドームはこの両方の性質を持っています。特にドームの輪郭を曖昧にしないで、はっきりと思い描くこ

とが必要です。ドームを小さくすると中は濃密になります。ドームが大きいと中の集中性は薄くなります。しかし、今度はエネルギーを外から吸引する方法を取ると、多少大きくても中に強い力が充満するようになります。

　このドームの外皮を私は「冬至の皮膜」または「土星の皮」などという言い方をしています。ウィリアム・ブレイクの「彼女の回りには雪の嵐が吹き、彼女のヴェールを凍らせ、世界殻となった」という詩からすると、「凍ったヴェール」という言い方でもよいでしょう。胞衣（えな）、うつぼ舟という暗喩もあります。

卵には頂点、真横、底点、真横という四つのターニングポイントがある

　卵は、横幅が２ｍくらいのものを想像するとよいでしょう。想像して作るから、それは自由に任意にできるように思えるかもしれませんが、既に存在する卵を想像力でトレースしているだけのことが多いのです。これは後に説明しますが、「任意に想像したものは、途中からリアリティに乗っ取られる」ことになります。既に身体の周囲の磁力ある卵は存在するのだから、それを想像すると、現実をトレースしていくことが多いといえます。

　ここまでなら卵は空間の中にあるイメージです。ですが、それは時間的な設計図でもあります。人の一生とは、これに沿っていきます。

　卵には頂点、真横、底点、また真横という四つのターニングポイントがあり、生まれ育ち、活動し、余暇を楽しみ、去るというサイクルを作り出しています。

　人の顔を見て、その人の人生を考える人相術というものがありますが、

頭は幼少期で、顎は晩年を表すといわれています。眉毛は10代で目は20代、鼻は30代というふうに、顔が一生のスタイルをある程度描いているという話です、それは顔がこの大きな卵の模型だからでもあります。

身体の卵は、縦に長いと無駄なことをしないで一つのことを貫きます。横に広いと、応用的にいろいろなことをしますが、無駄が多いなども考えられます。

卵はそのまま生命の樹と重なるので、生命の樹のパスによって、この卵をもっと細かくリーディングして、人生の細かい部分まで読み取ることもできるでしょう。

オーラを読むのも同じことです。オーラの場所により意味がいろいろと違います。上は精神で中は感情。下は感覚や物質的な生活というふうに分類も可能です。

ワイス式のリラックス法
頭から足下までを順番に解きほぐす

まず、リラックス法について考えてみます。

ワイスの『前世からのメッセージ』(山川紘矢・山川亜希子訳、PHP研究所)を手本にしてみましょう。要点のメモを以下に紹介します。これはテレビ局のレポーターが被験者になった時の記録だと書かれています。

目を閉じる

呼吸に意識を向ける

想像力を思い切り使う

体にためこんだ緊張とストレスを呼吸とともに吐き出す
周囲の美しいエネルギーを呼吸とともに吸い込む
するとひと呼吸ごとに、深い状態に入る
外の騒音さえ、もっと深いレベルに入るためのたすけになる。
邪魔するものはなにもない
呼吸とともにすべての筋肉をリラックスさせる
自分の身体を意識するとリラックスできる
顔とあごの筋肉をリラックス
首の筋肉をリラックス
肩の筋肉をリラックス
腕の筋肉をリラックス
長椅子とクッションだけがあなたを支えている
背中の筋肉をリラックスさせる
胃とおなかの筋肉をリラックスさせる
脚の筋肉をリラックス
時々外からいろいろな音が聞こえるが、それは問題ではない

頭上に美しい光
光の色をあなたが選ぶ、その光はすばらしい癒しの光
その光を頭のてっぺんから、体の中に入れる
その光はあなたの脳と脊柱を照らす
上から下に、美しい光の波のようになって流れ下っていく
それはすべての細胞、繊維、器官に平和と愛と癒しを与えていく

誘導者の声に集中する

癒しが必要なところでは、光は強力に働く

残りの光は、両脚を降りてゆき、つま先に達する

体は光で満たされ、平和でリラックスした状態にいる

光は体の外側を包んでいる

それはあなたを守ってくれる美しい光の泡か、光のまゆ

十から一へと、逆に数を数える間に、もっと深いところに行く

あなたの心はもはやいつもの空間と時間の壁に縛られない

あなたは今の体、前の体、体を持っていなかった間に体験したこともすべて思い出すことができる

数字をカウントするたびに、美しい階段を降りてゆく。より深く入る

一番下に行くと、目の前に美しい庭がある

その庭に入り、休む場所をみつけよう

健康を取り戻し、若返りつつある

ほんの少し時間を戻ってから、少しずつ昔へと戻っていく

この後、子供時代の思い出に入る。そのために数を五から一、逆に数える

思い出の上の方に浮かび上がり、その時間を離れる

もっと時間をさかのぼる。生まれる前、子宮にいた頃に戻る。もう一度数を、五から一、逆に数える

意識にあがってきたものは、批判・分析しない

Lesson **15**

リラックス・呼吸法・想像による卵作り

> 子宮にいた時に、何を感じるか
> 一から三まで数える間に、生まれてくることにする
> 状況を思い出す
> この場面の上に浮かんで、その場面を消してゆく
> 前に美しいドアがある
> これは前世、霊的な世界へのドア
> 五から一までカウントする間に、ドアを通り抜ける
> ドアの向こうには美しい光
> 見える場面の中に入っていく
> 足元を見る。どんな履物を履いているか

肉体・エーテル体・アストラル体・自我はプラトン年月日と対応する

　ワイスの方法を参考にすると、光が身体の中を降りていき、その後、その光は「あなたを守ってくれる美しい光の泡か、光のまゆ」となって、身体の周囲を取り囲みます。

　ここで肉体ではなく、もう一つの身体であるエーテル体と呼ばれるものの方に意識が移動します。深くリラックスすると、身体感覚よりもこのエーテル体の方に重心が移動します。実は、これが真実の肉体なのです。というのも、肉体は寿命までしか生きられませんが、エーテル体は少なくとも肉体よりももっと長生きするからです。そして前世の記憶は、肉体は持っていませんがエーテル体は持っています。これにシフトするには、呼吸とイメージを活用します。

シュタイナーは、人間は、肉体・エーテル体・アストラル体・自我という四つのボディを持っていると考えていました。

　肉体は目に見える身体です。

　エーテル体は目には見えないが磁力的な身体で、これが卵型をしています。

　アストラル体というのは、アストラルが星という意味があるように、つまり星から来た身体です。

　自我はこのアストラル体のコアのようなもので、意識する力⇒記憶の継続⇒私という連続性を形成する要素です。

　自我と読むと、自我意識とみなす人が多いかもしれませんが、本来、「ガイスト」というドイツ語なので、人によっては霊我とか霊、真我と訳すかもしれません。普通の自我意識と思わない方がよいでしょう。普通の意味で使う自我意識は肉体意識を表すことが多いからです。

　実は、この肉体・エーテル体・アストラル体・自我は、今まで説明してきたような、プラトン年月日と対応させてもよいのです。

　72年前後のプラトン日は肉体。

　それらを複数集めて二極化を統合した光のボディがエーテル体。

　2200年のプラトン月はアストラル体に。

　そして、2万6000年のプラトン年は自我ということになります。

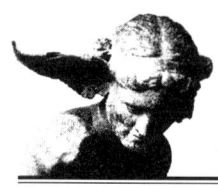

Integral Hypno Self-study Manual **Lesson 16**

日本のお笑いの意義

ボケとツッコミの漫才は タマシズメとタマフリの神道儀式

　私たちはいつもの肉体の感覚に同一化して、その小窓から情報を受け取っています。すると、著しく息の短いところで生きることになります。この感覚に同一化するために、強い緊張をします。感覚からもう一つ息の長いエーテル体の卵の方に同調を切り替えるには、緊張を解いてリラックスする、つまりボケるとよいのです。

　漫才ではボケとツッコミの二人で進行させます。ツッコミは感覚の目や耳で確認できるものにその人を戻します。しかしボケは、西行法師が花の中に心を解き放ったように、感覚的なものから自由になって、目の前にあるものから外に漂流します。それをツッコミがドツいて、感覚的な現実に引き戻すわけです。

　日本人は、肉体的な執着心が西欧人よりも弱いので、エーテル体的な身体は、しばしばふらふらと肉体の外をうろつきます。つまりボケたわけです。だから、それを身体の中にぎゅっと引き戻し、感覚センサーに接続させようという技術を考案したのです。

　これは後に説明する「タマシズメ」で、「シズメ」とは身体に沈めると

いう意味です。また活発に揺すぶるのは「タマフリ」で、これは魂が活発に振動することなので笑いに関係します。つまり漫才で、ボケた人をツッコミが追いかけてタマシズメさせ、その後、笑いを促すタマフリに持っていくのです。笑いはボケが起こす場合もあれば、ツッコミが起こすこともあります。

漫才はタマシズメとタマフリの神道儀式だったのです。

そもそもこうした芸人の技は、日本中を自由に動き回っていた職人が盛んに行っていたもので、それは秦氏の持ち込んだものだともいわれています。能などとも同じく、基本的には精神の変容のテクニックです。そうしたものが後の時代に変化して、お笑いになったりしたわけです。

日本人は個人化が十分にできず72年型の人型に収まっていない

誰でも宇宙的な唯一原理に戻ろうとする一体化衝動と、肉体的な孤立に進む分離の方向の意志があります。

ツッコミは一体化を阻み、肉体と感覚に個人を引き戻すので、それは解放されようとする人からすると、飛んでいる鳥が落とされることに等しいことでしょう。

室町時代の後半は、西欧では、肉体の中に住む個人という意志を強化する時代で、それはプロテスタント運動と連動しているという主張がありますが、日本ではその時期の同じような宗教改革は失敗したといわれています。宗教を個人として受け止めることはなく、家という集団性で受け止めたために個人化が十分でなかったのです。

72年型の人型の中にきちんと収まっていないのが、日本人の特徴であるともいえるでしょう。

日本の学者は否定する人の方が偉く権威があると思われがちです。また資料主義であると。否定する人は、常に目の前の現実を認識するという感覚センサーに集中し続けなくてはならないので、自分も人も鉄仮面のような肉体の輪郭の中に閉じ込めなくてはなりません。それはひどく疲れる作業なので、次第に怒りの固まりになります。そしていつも緊張し警戒して暮らすことになるのです。

　これは日本人の素性が、もともと肉体から浮遊するという癖があることに起因する、オーバードライブの傾向なのかもしれません。明治の時代に西欧の影響が日本に入り込んできた時に、それまでの日本人の資質を否定するような極端にアンバランスな補正が行われました。その習慣が今でも続いているのではないかと思われます。

　肉体と感覚に集中して個人に閉じこもるのと、もっと大きな範囲に解放されるのを、両方とも自由にできれば、それは一人ボケ＆ツッコミです。それが理想的なのではないでしょうか。

Integral Hypno Self-study Manual **Lesson 17**

頭から足を点検する

上から下へと順番に力を抜いていくが
自分用にカスタマイズすることが大切

　身体をワイスの誘導のように、上から下まで順番にリラックスさせます。これは古来よりどこでも頻繁に使われてきた方法です。この点検項目は必要に応じてもっと増やしてもよいでしょう。自分用のリストを作りましょう。

　例えば、頭頂を加えたり、後頭部とか、また身体も前と後ろに分けたりしてもよいでしょう。特に自分で緊張しやすいと思う場所があったら、それを念入りにするということも考えられます。

　自動車を運転する人は、頭を動かさないが、それでも広い範囲に目を配り、結果的に首筋が緊張していることがよくあります。

　頭、目、ほお、後頭部、首筋、肩、腕の上、腕の下、指先まで、胸の前、みぞおち、腹、背中、腹の後ろ、腰、太もも、椅子についている裏側、膝、ふくらはぎ、つま先まで……など。

　人によっては、指定した場所でまずぎゅっと力を入れて、それからリラックスするというやり方をする人もいます。一度力を入れた方がよりリラックスできるという理屈です。ですがそれはあくまでも好みの問題

なので、いろいろ試してみるとよいのではないでしょうか。

うまくいくと、これだけで身体がどこにあるのかわからなくなるという深いリラックスに入ることができます。夜に寝る前に身体がどこにあるのかわからなくなり、自分が液体に浸されているか、あるいは自分が液体とか空気になったような気がした人がいると思います。

溶けてしまってどこにあるのかわからない。これは身体の感覚から解き放たれた状態を表し、リラックスとしてはまさに理想的です。なぜなら、その時に、意識が何かターゲットに同調するだけで、そこに入り込んでしまうからです。前世に行きたいと思うと、そのままストレートに行ってしまうでしょう。ツッコミをすると元に戻ります。

頭から足を点検するという方法は何度も繰り返して練習すると、そのたびに上手になっていきますので、繰り返してパターン化しておくとよいでしょう。

リンゴ式呼吸法で螺旋回転していくエネルギーを創造

身体をリラックスさせた後、呼吸法を行います。

地球のコアから自分に上がってくるエネルギーがあると想像してください。それは身体の脊髄を上がっていきます。頭頂に達すると、上空から頭に降りてきた光と合流して、そこから身体の周囲に螺旋回転しながら降りていきます。

それは卵型、あるいは繭のようなかたちで、なだらかに身体の周囲に降りていき、足先まで降りると、そこで地球から上がってきた力と合流して、身体の中をまた上がっていくのです。

これを私は「リンゴ式呼吸法」と呼んでいます。「カバラ呼吸」とか、

モンロー研究所の「エネルギー・バルーン」とか、モーエンの手法などとそんなに変わりはないと思います。というのも、これは人体のエーテル体の基本なので、それを細かく脚色したとしても、ずっと変わらない構造だからです。

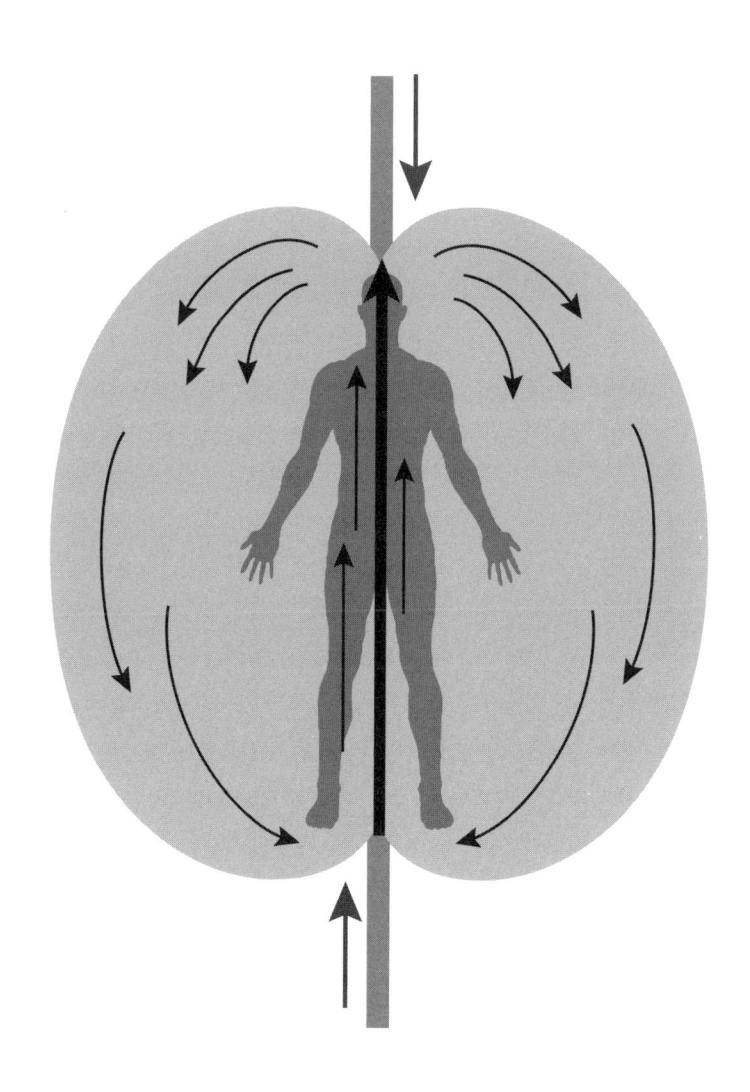

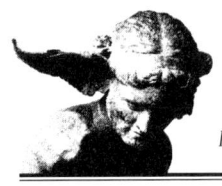

Integral Hypno Self-study Manual **Lesson 18**

四つのゼロポイントと至点・分点

目的に真っ直ぐ進むのが縦波ならば道草を食うのは横波

　人が生まれる時、魂は頭の上から脊髄に沿って肉体の中に入ります。地球との接点は腰から足下にあります。魂は地表に引き寄せられ、地表で経験をします。上からやってきた力が下から上がる地球の力と結びついた場で、人生が展開されるのです。

　この場合、魂から見ると、上から人体の腰ないしは足に向けて射出されることになります。飛び出したものはターゲットに飛んでいきます。この流れが頭から腰にあるということです。

　頭から腰まで身体を縦に貫く流れを四次元科学でいう「縦波」と考えてみます。具体的な人生とか特定の世界の中での体験は、この流れに対して、「横波」として加わる「陰陽の流れ」が関与します。

　生命の樹では右の柱と左の柱があり、それは陰陽の分化です。真ん中には陰陽化されていない中央の柱があります。日本の神道では神様のことを「柱」といいますが、それと同じ発想と考えてもよいでしょう。神殿の柱は、日本では、真っ直ぐに立つ杉の木などにたとえられていました。

　例えば、私が自分のマンションから代々木駅まで向かうことにすると

します。その時に、途中の道でヒグチ薬局があり、そこで安い手袋を売っていました。それに薬屋さんの店長は知り合いなので、話をしたりする。そういうふうに、マンションから代々木駅までの縦波に対して、道草をするのは、横波が入ることです。

　人生の中で楽しみ、興味のあること、動揺、立ち止まること、何かに取り組むこと、これらはみな、陰陽の横波的なものです。

　もし、私がマンションから代々木駅まで何にも関心がなかったとしたら、縦波は横波の陰陽運動に加わることなく直進して、最短時間で代々木駅に到達します。道草が長いと、つまり陰陽分化が大きく、横波の幅が大きいと、マンションから代々木駅まで１時間あるいはもっと時間がかかる可能性だってあるのです

　これは人生と同じことです。

　どきどきする興味のわく出来事は陰陽化。

　そして直進するのは、陰陽のない中和。

　興味があることにつかまり、興味がないことは素通りするか、はじめから、それはなかったかのように注意を喚起しません。

　私はよく、箸墓（はしはか）の巫女や天理教の中山みきなどを針金のように直立する灌木（かんぼく）とみなすビジョンを見ましたが、これは陰陽という人生の彩に関心が薄く、ただ真っ直ぐに天と地をつなぐ縦波的な人物だということになります。タロットカードでは、これを「女教皇」といいます。神殿の中でただ天と地をつなぐ柱になるわけです。

古代の日本では夏至と冬至の陰陽の極端な揺れを重視していた

　西洋占星術には、１日・１年・一生などを同じ構造だとみなしていく

考え方があります。

　1日は、日の出・正午・夕刻・真夜中という四つの切り替え点を持っています。

　1年は、春分・夏至・冬至・秋分の切り替え点があります。

　構造を理解するのに最も役立つのは、この1年を一つのサークルとする構造です。

　春分と秋分は、昼と夜の長さが同じなので、陰陽中和のゼロポイントです。

　夏至は昼が一番長いので、陽の極です。

　冬至は夜が一番長いので、陰の極です。

　古代日本は、夏至と冬至という、陰陽の極端な揺れが重視されていました。それは興奮や動揺、感動、どきどきする、人生の楽しみなどが重視されていたということと同義語といえます。

　やがて仏教が伝来しましたが、仏教は西の力を重視しています。それは、陰陽の揺れのないゼロ状態が重要で、人生の細かい諸事に騒いだり興奮したり動揺したりすることは良くないことと考えました。

　「今日も1日何事もなく終わりました。良かったです」という考え方は仏教的で、古代日本ならば「今日は大変なことがあった。はじめはどうかと思ったけど、興奮し、最後は感動した。いやー、充実した」というのが良いことだと考えていました。

　仏教は無駄なことに時間を使わないでさっさと目的地に行きますが、それに対して古代日本の伝統が残る神道は、無駄なことを楽しむという違いがあるのです。

🌀 春分と秋分はベクトルを示し
　夏至と冬至は＋と－で揺れている

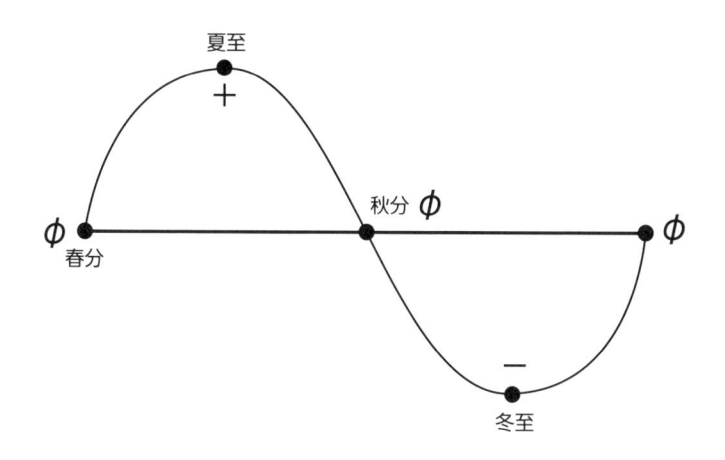

```
            夏至
             ●
             ＋

    φ                秋分  φ                    φ
    ●━━━━━━━━━━━━━●━━━━━━━━━━━━━●
    春分

                              ●
                              －
                            冬至
```

　1年の流れをサインウェーブで見ると、上のような図になりますが、春分と秋分を貫く線は、出発し、ターゲットに向かう流れを意味する縦波です。図では横に走るので、勘違いしやすいですが、これを縦に見立てた図を考えてください。

　次に、夏至と冬至はプラスとマイナスに揺れます。

　西洋占星術では、夏至は夏で、暖かく湿っていて、成長力があり、またものはすぐに腐るとされています。これは蟹座で、一番関係する天体は月ということになります。

　反対に冬至は冬で、冷たく乾いていて、干物のようで固い皮膜を持ち、腐りにくいとされています。これは山羊座で、一番関係する天体は土星ということになります。

　例えば貝は、堅い殻が冬至的な皮膜ですが、内側の具が夏至的な内容

物です。冬至的な皮膜は外からの侵入を防ぎ、中にあるものを保護します。外がサクサクで中はふわふわの食べ物は素晴らしいといわれますが、この外は適度に硬く、中は柔らかいというのは陰陽両方がうまく生かせているからです。

　リラックスや楽しみは限定された空間の中で、一人で楽しめます。適度に排他的で人を入れず、個人的に楽しいことを堪能するというのも楽しみの一つといえます。あるいは少人数のお仲間で、和気あいあいとするのも、少人数が入れる程度の殻が作られ、この中で一体化する蟹座的な作用が働いているといえます。

立場が違うと言い張る冬至
みんなと一緒で喜ぶ夏至

　中にある夏至的なものは外に爆発しようとする性質があり、それは他と自分の違いを認めず、同化したり、一体化したりする性質があります。
　蟹座は水の元素、活動サインで、自ら共感し、一体化し、自他の区別をつけないことなどの性質があります。
　皮膜の冬至的なものは、この内部にある、何でも一体化しようとする性質に「境界線を作り」、他の有機体と区別します。
　いろいろなものを分けてしまうのです。
　立場が違うと言い張るのは冬至的、山羊座的、土星的なものです。
　みんな一緒だねと喜ぶのは夏至的、蟹座的、月的なものです。
　春分点から秋分点に向かって弾丸が飛び出し、夏至点は内的に共感し、冬至点は外と自分を選り分けて、個体を防衛し、邪魔なものをカットします。
　この四つの力の働きが、卵の中にすべて入っているのです。ブレイク

の「彼女の回りには雪の嵐が吹き、彼女のヴェールを凍らせ、世界殻となった」と言う通りに、卵の殻は寒い冬の力と関連しているのです。

　卵全体は、この四つのものを生み出す前の第五のエネルギー、仏教でいう空の元素で作られています。それはアカーシャのタットワと名づけられ、紺色とか紫色の楕円で描かれ、日本では「虚空蔵（こくうぞう）」といわれています。

　空はオルペウス教と同じく、内部で、四つの力、火（春分点的）・風（秋分点的）・水（夏至点的）・土（冬至点的）に分かれていきます。

　ここでは１年のサイクルで説明しましたが、あらゆる卵は、すなわち有機体・コスモス・生き物は、この構造で成り立っているのです。非常に大きなものも小さなものも、長いスパンのものも、短いサイクルのもの、同一です。

　私たちは肉体を持つ実在の母の母体の中に入り込んだ時、それと前後して、母なる地球の子宮の中にやってきて、そして外に出ていません。地球というのは大きな子宮をひっくり返したようなもので、私たちはこの地球という子宮の中に入って、死ぬまでは出て行かないのです。

　これが地球サイズの世界の卵といえます。地球は子宮というイメージがそのまま地球空洞説を生み出したのかもしれません。

　球体は感覚的な世界ではひっくり返されています。脳も同じで、脳の外の世界を認識するには、表面に向かうのではなく、脳の中心部に行かなくてはならず、そこに真の意味での外の扉があるのだといえます。

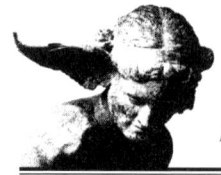

Integral Hypno Self-study Manual

Lesson 19

筒を突き刺す

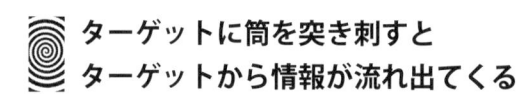

ターゲットに筒を突き刺すとターゲットから情報が流れ出てくる

　霊的に何か探査する時に、ハワイの密教カフナでは、エーテル体で筒を作り、これをターゲットに突き刺すという方法があるといわれています。すると、ターゲットから情報が反対に流れてくるのです。

　ターゲットに刺すと中身はターゲットから私に貫通するというのは、牛乳パックにストローを刺すと時々中の牛乳が飛び出てくることがありますが、そんなイメージかもしれません。

　卵をそのまま筒に伸ばした状態を想像してみてください。

　図で見たら、一つの円は、サインウェーブのようなかたちをしています。これは螺旋回転になるとそのまま横に延長された円になり、筒に変わります。

　筒は太いものもあれば細いものもあります。細いものは糸のようなものですが、中には、螺旋の波が入っています。映画の『アバター』で、馬や動物と主人公の間に紐を結ぶシーンがありますが、それと同じことです。あるいは『スパイダーマン』のクモの糸といえます。

　世界卵とは、このように遠いターゲットに伸ばしたものでなく、アイ

ドリング状態として、そして世界の中に眠るものとして働きます。ここからあそこにターゲットを設定すると、こことあそこに差異が生まれます。この差異を埋めるものとして、筒という「物語のプロセス」が発生するわけです。

　環境の中でいろいろな関わりができると、この卵の殻をほどいて細い糸にしたもの、つまりさまざまな対象物に突き刺す筒がたくさん出てきます。これは世界卵のサイズがそのまま横に螺旋の筒になるのと違い、世界卵よりも下の次元の、より細分化されたところで生じる筒です。世界卵のサイズでそのまま筒になった時には、より上位の次元に従属するものとして、世界卵という単一の存在は、より大きなものに吸収されていきます。

　世界卵そのものが壊れないようにして、なおかつ自分よりも小さな外部環境に関わるには、自分よりも小さい単位で筒を出す必要があります。つまり自分のサイズの7分の1、さらにその7分の1という具合に、小さいものだと被害はないでしょう。

筒をなくすには
より大きな筒に融解させるしかない

　世界卵よりもずっと小さなサイズのレベルでの筒について考えましょう。

　このターゲットに向かって筒が刺さったものの情報は、自動的に流れ込んできます。何かに刺した筒を忘れてしまっても、その情報は流れ込んでくるのです。それが過去のものであれ、四次元的な発想では過去も未来もないので、刺したものを抜くことはできません。

　三次元的な限定された世界、すなわち時間と空間があり、過去を忘却

し、未来に向かおうとするような限定的な生き方の中では、過去の過ちを遠くに葬り、未来の希望を引き寄せるという点では、この筒はもう廃棄したといえますが、四次元的な領域では、ただ増えただけで、なくなるものはありません。

　なくすためには、この繊維、筒を、またより大きなものに溶解してしまうことです。三次元的には自分は限定されているので、違うところの限定性に逃れることができるのです。つまり忘れる、捨て去ること、異なる時間あるいは空間に移動することです。

　四次元的には、大きなものに溶解していくという違いがあります。これは全く姿勢が反対と考えてもよいでしょう。一つは退けるということですが、一つは引き寄せてなくすということだからです。

たくさんの筒を持つのがよい人もいれば少ない方がよいという人もいる

　何かしようとしても集中できない人は、何かに突き刺した筒から無意識に情報が流れ込んでいて、これがあまりにもうるさくて、自分がしたいことに集中できなくなるということです。

　ある研究家は、この筒を刺した関係を「霊的な絆」と呼び、これがその人の行為の邪魔をするといっています。

　死ぬ時には、たくさんの絹糸のような、輝く細い繊維を回収して、シンプルな卵に戻すと考えてもよいでしょう。穏やかに死ぬためには、あちこちに伸ばした筒を回収しなくてはなりません。太い筒を残したまま死ぬと、それは卵がこの地上世界と死後の世界の間で揺れ、つつがなく進まなくなることを示しています。

　私は幽体離脱した時に、この糸の一つを見て、この糸が誰につながっ

ているのかわからない時があり、糸を思い切り引っ張ってみたことがありました。すると、相手の叫び声が聞こえ、その声で誰がつながっているのかわかったのです。

　たくさん筒を出すのが好みの人もいれば、少ないのがよいという人もいます。それは好みの問題です。たくさん出しすぎた人は収拾がつかないのかというとそうでもなく、統合的な領域に行くと、この筒そのものが無化される段階もあります。無化というのはそれを排するのでなく、溶解して、元に戻してしまうということです。

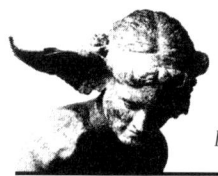

Integral Hypno Self-study Manual # Lesson 20

堅い卵の殻を作る

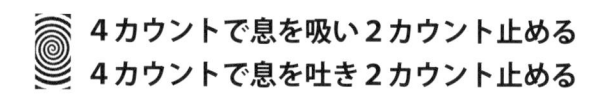

◎ 4カウントで息を吸い2カウント止める
4カウントで息を吐き2カウント止める

　細い繊維があちこちにつながって、そこから常に情報が流れ込んできているのが日常の生活だといえますので、前世探索の時や瞑想中には、この卵はイメージで、外側の輪郭をできるかぎりがっちりと硬く作るとよいでしょう。冬至的な「凍った世界の殻」は、硬いほど、雑多なイメージを拾わないからです。

　呼吸法をしながら、同時に、身体の周囲に光の繭を作ると、その段階で、日常の外界からくるさまざまなノイズが消え去ります。そして集中状態に入るのです。この段階で、今の人生とは違う前世にターゲットを振り向けると、その印象が流れ込んできます。

　興味を向けると、そのターゲットの内容は即座に私を貫通するわけです。

> **1**「1、2、3、4」と4カウントで息を吸う。足下から頭に向けて、脊髄を通して力が上がることを思い浮かべる。

> **2** 頭上まで行ったら「1、2」と2カウント休止。
>
> **3** 「1、2、3、4」と4カウントで息を吐く。頭から足下に向けて、外側のドームが作られることを思い浮かべる。
>
> **4** 足下まで行ったら「1、2」と2カウント休止。

　この呼吸法を繰り返します。

　4カウントで吸って、2カウント止めて、4カウントで吐いて、2カウント止める。この繰り返しで、はじめは10分間行ってください。練習のつもりで、20分ほどしてみるのもよいでしょう。

　また、卵を作る時に、頭に達すると上空から降りてくる光線と合流するようにイメージします。それはより大きな宇宙との接点です。

　また、腰まで達すると、脊髄内部を上がる前に、地球の中心から上がってきた光線と合流するようにイメージします。それは混ざって身体を上がってきます。

　この上から降りてくるものと下から上がるものを合流させることで、本人の宇宙的な位置が正しく調整されるのです。

　浮きがその浮力にふさわしいところに留まるようなものです。存在の重さや位置というのは、中層重心で計られます。

　例えば、どんなに頭が良くても、それは存在の高さを表しません。人間は3層でできていて、中心にあるのは心の部分です。その器によって、その人の場所が決まります。そして生活場所も決まるわけです。誰でもふさわしい場所に住んでいますが、それはその人の浮力によって決定されるのです。

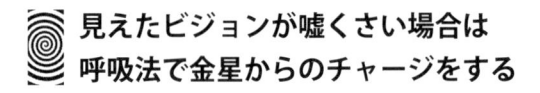

見えたビジョンが嘘くさい場合は呼吸法で金星からのチャージをする

　実は頭から足までの点検しながらのリラックスと、卵を思い浮かべて、ゆっくりと呼吸するだけで、前世探査や霊的な探求、リモートヴューイング（ＲＶ）などはそうとうにスムーズに実践できるはずです。

　深く入れない。

　集中できない。

　ビジョンが薄く嘘くさい。

　これらは、卵の四つの要素がどれかアンバランスだったり、そもそも第五元素の力が不足していたりすることに起因しています。

　第五元素の力の不足は、後に説明するタマフリ、金星からのチャージというものでも補うことができます。そもそもその前に呼吸法で、空気中にあるエーテル成分をもっと取り込むことができるのです。

　四つの力のバランスが良くないとうまくいきませんので、これを自力でできる範囲で考えておくとよいでしょう。

春分点……飛び出す力。求める気持ち。

秋分点……目的を明確に決める。
　　　　　靴を確認するということにも関係する。

夏至点……内側から感じて、情報をリアルに見る。深いリラックスが必要。なぜなら感覚から離れることだからだ。

冬至点……他の情報や雑念を混じらせず、卵内活動を純粋に守る。余分なことを考えない。

> 第五元素的な全体……生命力。気の力を吸い込む。
> 偏らないリラックスと統合性。

春分と秋分のシャープな突入力と冬至の排他性が働くと無駄はなくなる

　はじめに目的を忘れてしまうとしたら、秋分点が弱いといえます。せっかく前世探査しようとしたのに、気がつくと、晩ご飯のことを考えていたりするのです。

　イメージに実感がない場合には、夏至的な力をもっと強化させましょう。このためには、もっとリラックスする必要があります。さらに呼吸法で気力を充満させましょう。これは飛び出す力も強めてくれます。

　何か邪魔が入って、目的のものを探そうとしたのに気が散る場合は、冬至点的な「排他」機能が弱いことを表しています。冬至は山羊座に関係しますが、これは土の元素で、同じ土の元素には乙女座と牡牛座があります。牡牛座は執着心であり、乙女座は排他機能です。

　話が脱線しますが、乙女座の数え度数11度から15度までは純潔主義で、異物を一切排除します。

　例えば、自分の家族だけを重視し、身内だけを大切にして、外部のものはみな敵だということです。こういう余分なものはゴミとみなして、みな捨てる主義が背後で助けているのが、冬至的な凍った外皮なので、この皮をイメージで硬く作ることが、結局、雑念を排することに貢献するのです。目的のもの以外はいっさい振り向かないという決意です。

　春分と秋分のシャープな突入力と冬至の排他性が働くと、無駄はなく

なり、そして夏至の同化力が、ビジョンに生き生きとしたリアリティを
もたらしてくれます。

　つまり、ビジョンとかイメージに入りきれないのは、今の自分にしが
みついているからということもあれば、放置された筒を通じて、逆に環
境からの信号が入りすぎるということもあります。休みなく、友達や親、
知り合い、周囲の住民などから信号が入り込んできて、それをいつも傍
受しているので、この今の人生に釘づけのガリバーのような状態で、見
えない綱がたくさんつながっているというわけです。そのため、一時的
に、光の繭の外郭のドーム、皮膜、堅い凍った皮膜をしっかりとイメー
ジするとよいでしょう。

　そして下から上がるもの、上から降りるもの、すなわちもっと普遍的で
永遠なものに扉を開き、今の人生の横から入ってくる信号を弱めて、上
下の回線をオープンにさせます。部屋の掃除をこの儀式にする人もいま
す。モノを捨てて、すっきりさせることで自分の卵をクリアにしていく
のです。部屋と卵はもちろん似ています。

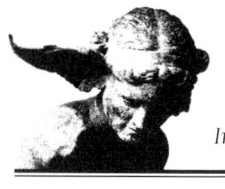

Integral Hypno Self-study Manual # Lesson 21

頭の中心の回転ドア

頭の中の六つの回転ドアは違う人生への入り口となっていた

　私の体験ですが、頭の中に六つのドアを持つ回転ドアがあり、ヘミシンクなどでは、左側のドアに入り直すということをしていました。これは今の人生とは違う、スタイルの違う隣の人生ということでもあり、楼蘭(ろうらん)の近くの、まだ砂漠化する前の仏教国にいた人の人生スタイルで、それは何か殺伐としていましたが、冬空の夜の雲を象徴化しているもので、それを見ているととても気持ち良かったのを覚えています。

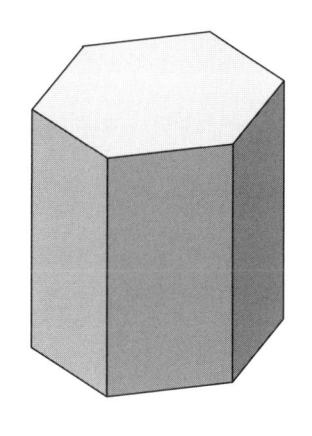

　この頭の中の回転ドアは拳銃の弾倉のようなシリンダーを回転させると、春分点から違う人生に入り込むというものでした。つまり、1年のサイクルで考えると、春分点から違うターゲット（秋分点）に打ち込むわけです。今の人生はこの中の一つであり、今の人生を除くと、あと残

りは6種類となります。

　同じ実体が異なる前世を持つためには、異なる素材が必要です。自力で異なる人生を歩むなどということはできません。差異を作り出してくれるのは環境、すなわち下から上がってくるもののおかげなのです。

　その点では、地球体験の中で時代が十分に変化し、素材がそうとうに違うものになった段階で、春分点的なところから環境の中に縦波が打ち込まれると、それは異なる人生経験を作り出すようになります。つまり、自身で異なる人生を作り出すことができるのではなく、異なる素材を混ぜていくことで、異なる前世ができるということなのです。

　異なる素材は下の足下からやってきます。上から打ち込まれるものは、いつも同じ私です。ですが、下から上がる毎度異なる素材と混ぜ合わせることで違う人生になるわけです。これがひどく面白いのです。

一つのテーマを完了するには今と近い時代・環境に生まれる必要がある

　今の地球体験でなく、もっと違う時代や場所の地球体験は、この頭頂の回転ドアの違うところから入ることでセットされ、それは場所の違うところに行くということではなく、異なるホログラフィの映像が立ち現れ、それが卵に重なってくるとみなしてもよいでしょう。上がって、そして違うところに降りるということです。

　複数の前世で同じテーマを繰り返し体験している場合、この異なる素材に生まれてしまうと、話の設定全体が変わってしまいます。そのため、一つのテーマを完了するには、できるかぎり近い時代に生まれ、環境がそんなに極端に変わらない必要があります。頭の回転ドアの隣は近い前世でなく、環境風土が違うもので、似たようなテーマを追いかける前世

グループは、同じドアの中にストックされると考えてもよいでしょう。

　ドアの一つは一つの前世ではなく、一つの前世グループといえます。

　例えば、経済活動とかビジネスマンとしての経験を追求したり、企業展開したりということに関心がある場合、長い歴史の中では経済のシステムというものはそんなに永続的ではなく、ある種、流行のものなので、一度の人生で満足し切れずもう一度チャレンジしてみたいと思えば、すぐに近い時期に生まれた方がよいことになります。時間が経過してしまうと、もう経済社会とか貨幣制度というものが跡形もなく消えてしまっているということになるからです。

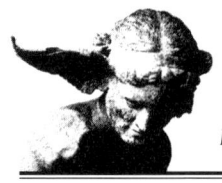

Integral Hypno Self-study Manual **Lesson 22**

横移動は壁に当たり
どこにも移動しない

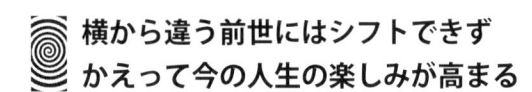

横から違う前世にはシフトできず
かえって今の人生の楽しみが高まる

　今の世界の卵から、別の人生の卵にチューニングを変えようという時、上昇しないで、横から違う前世にはシフトはできません。というのも、横の位置は、冬至的な堅い殻に守られていて、その壁にぶつかるからです。

　横に移動しようとすると、今の人生の中においての陰陽の横波を強調することになるので、むしろ今の人生の楽しみが高まることになります。「陰陽の波を、一度ゼロ状態にし、凪を作ってから」頭に戻り、そこからまた違う角度で入り直すということです。

　この凪を作るというのは、もちろんリラックスと呼吸法のことです。今の人生の諸事の楽しみから一時的に手を離し、無関心になるのです。

　スタニスラフ・グロフの「バーストラウマ説」だと、胎児は母体の中で中心にいる時に、壁を感じないで安息を感じるといいます。つまり、どんなに狭い繭でも、ど真ん中にいる時には壁を感じません。そしてそれは果てしなく広い繭と同等です。

　人生のいろいろなことにチャレンジしている時には、時々、壁に当た

ります。その時、息苦しく感じます。しかし凪の状態では、今の人生の壁に当たることもなく「異なる卵に同調が可能である」ということになるのです。

　四次元科学の考えでは、「陰陽電荷に捕まらないのならば、縦波は光よりも早く、異なる世界に向かい、未来から過去に戻ることもできる」ということですが、これは物理学者リチャード・P・ファイマンの自由電子の考え方でもあり、また量子論の考え方でもあります。

🌀 ラジオの周波数をチューニングするように違う世界に同調して共鳴する

　実は、違う世界・別宇宙はどこか空間的に遠いところにあるのではありません。宇宙のあらゆるもの・あらゆる時代・あらゆる異なる空間のものは、この光の繭に重なっていて、ラジオの周波数をチューニングしなおすように調整すると、違う世界に同調するのです。内部にある夏至的なものは、同調する力だからです。

　カフナの筒でターゲットを突き刺しその中身を吸うのも、イメージで筒を想定しているだけで、実際にはターゲットに同調し、それが自分の繭に共鳴しているにすぎません。

　幽体離脱もどこかに行くわけではありません。異なる場所に同調しているだけです。

　これは「より高次な私」というものを想定した考え方です。低次な、物質的な私という時には、存在は限られた時間と限られた空間の中でしか生きることができません。ですから、よそに行くとは、チケットを買い、遠い旅をしなくてはなりません。ですが、より高次な意識というのは、より普遍的で、宇宙に遍在しています。そこで「自分はどこにも行

かず、いかなるものにも同調する」ということになるのです。

　下にあるものは自力では上がれないが、しかし、上にあるものはいかなる音にも降りることができるという鉄則を思い出してください。自分がより高次な領域に「重心」を置くことができたら、そこから、どんなものにも降りていくことができるのです。しかし、下にあるものは限定されているのでそのようなことはできません。重い身体を抱えて、チケットを買い、遠い旅をしなくてはいけないのです。

非行動的だが拡大した世界に行ける自分と行動的だが狭い範囲でしか動けない自分

　幽体離脱も、より高度な発想になれば、身体からどこかに出て行くというイメージは使いません。この場にいてターゲットに同調するという考え方になります。実は、その方が危険性はありません。

　インドのオショー・ラジニーシは、幽体離脱はしすぎると喉頭がんになるといっていました。それは身体と幽体、すなわちエーテル体の絆が緩くなり、その隙間が免疫力を弱めてしまうからだということです。より高度なレベルで、すなわちどこにも行かないで同調しているだけということであれば、イメージはリアルなのに、がんになったりすることはないでしょう。

　この、居ながらにしてすべてに同調するというのは、まるっきり家から出ない人のような姿勢になりやすいように思えます。より物質的になり、より低い次元に入るとは、行動的になり、もっとアウトドア生活をすることです。しかし、これはもちろん著しい限界があり、15秒でフロリダに行くなどということはできません。

　行動的になればなるほど、身体は元気になります。身体は人間の精神・

感情・肉体の中では最も低次元にあり、限界のある狭い世界を楽しむということなのです。

　どこにも出かけないで家にじっとしている人は、狭い世界に住んでいるように見えます。しかし、精神においては、行動的な人よりもはるかに広大な世界に接することが多いのです。

　実際には、前世探索などは身体から切り離さないことには、出かけていくことができません。身体はここにしかいないからです。非行動的だが果てしなく拡大した世界に行ける状態と、行動的だがごくごく狭い範囲でしか動けない自分と、使い分けを明確にしておくとよいということです。

　生命体といわれるエーテル体は、この精神と肉体の間のつなぎであり、中間管理職のような立場にあるので、空間的に飛び出したり、またどこにも行かないで同調したりするという両方ができます。その点では、精神よりのエーテル体と、肉体よりのエーテル体というふうに、いくつかの層が作られていると考えることができるでしょう。

Integral Hypno Self-study Manual **Lesson 23**

卵の細部を読む

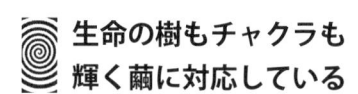

生命の樹もチャクラも輝く繭に対応している

　人生そのものは、この世界の卵としての光の繭の中にある夢想なので、この繭のかたちに人生のいろいろな様相が反映されます。卵の外につながれたたくさんの繊維が、繭の内部にいろいろなものを映し出すのです。

　浅利篤は、児童に絵を描かせ、その紙を9分割することで、どこに何の色があるかで児童の精神状態を読み取りました。私はこれを生命の樹の構図と結びつけて、「ライフシンボル」という名前で絵の分析を行いました。

　生命の樹は人体に対応しています。またチャクラも人体に対応しています。しかし、これらはみな肉体ではなく、肉体の外側にあるちょっとサイズの大きなエーテル体の方に依拠しており、つまりは輝く繭に対応しているのです。

　生命の樹は、10個の中枢（セフィロト）があり、この10個の中枢を結ぶ線が22本あり、これを「パス（路）」と呼びます。これらを歩くことを「パスワーク」といいますが、これも、繭の内側を読み取ることです。これは釣り鐘の内部に書かれた文字を、下から読み取るような印象です。

人生はこの地図に基づき展開され、また体験したエッセンスは、このセフィロトとパスにあらたに書き込みされます。エーテル体は具体的な人生そのものでなく、そのエッセンスといえます。

　一つの人生は頭上にある回転ドアに戻り、違う人生へ入り、その経験をしていくことです。また死ぬ時に脊髄から頭に抜けていき、回転ドアの前に戻ります。これはワイスのいう「美しいドア」と同じものだと思います。この回転ドアは、何となく水晶のポイントに似ています。ある日、ミルチャ・エリアーデの本を読んだ時に、オーストラリアのシャーマンは、頭の中に水晶があると信じていると書いてあったのを発見したので、まさしく、頭の中のポイント水晶かもしれないのですが、それは松果腺にもつながっていると考えるとよいかもしれません。

　前世探査では、この回転ドアまで戻り、そこから異なる「美しいドア」を開けて、異なる前世に入り込むわけですが、この異なるホログラフィが、内側から見たら釣り鐘のようかたちをした光る繭にそのまま重なって投影されるとしたら、その細分化である九つの区画や、また生命の樹のセフィロト、パスも違った情報が入ってくることになります。

　いったん上昇し、異なるドアを開いて、異なるホログラフィに入り、そこで細部を読むということになるのです。

9区画法によるパスワーク
はじめは思いつくままにメモすること

　私はタロットカードによるパスワークの講座を数多く行いましたが、これは繭の内側の釣り鐘の細部を読むことなので、細かく特性を探査することができて有益だといえます。

　しかし、パスは22個もあるので、これを全部調べるにはそうとうに

時間がかかります。もちろんこれはいくら時間をかけても、十分に利点はあります。もう少しシンプルにしたい場合には、絵を分析する時の9区画で考えてみるとよいでしょう。

1 1枚の紙に正方形を描き、これを内部で9分割します。

2 リラックス、呼吸法、卵作りの3ステップを行います。

3 それから上に移動して、回転ドアから違うドアに入ります。回転ドアには6ヵ所のナンバーをつけます。あるいは色をつけます。違うドアに入った時には、そこでのイメージがありありと出てきます。出てこない人は、卵の四つの項目がまだ足りないので、それを点検してください。

4 イメージで、九つの区画を一つずつ点検します。特に気になる箇所があればメモします。この場合、区画は紙の右側が身体の左で、紙の左側が身体の右となります。また上は精神性で中は情感と心、下は感覚的なもの、つまり実生活に関係しています。

5 それぞれの区画に色や図形、言葉としてのメモなどを記入します。自分でしたことは身体の右、つまり紙に描かれた区画の左側の方に多く書かれ、外との関係で形成される人生傾向は紙の右側の方に、つまり身体の左側に現れやすいはずです。

はじめは何も考えないで九つの区画の一つひとつに思いついたことをそのままメモしていくのがよいかもしれません。考えるのは全部終わってからでもよいでしょう。
　いずれにしても、卵の細部を読むやり方を何か一つ持っているととても便利なはずです。

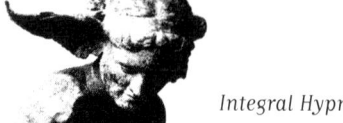

Integral Hypno Self-study Manual **Lesson 24**

ペルセウスの輝く楯

🌀 回転ドアの扉と扉の間にペルセウスの力があれば
　違う人生への切り替えがスムーズになる

　私が回転ドアのあちこちを探査している時、少し妙なことにも気がつきました。ドアは六つだから一つは60度なのですが、正面のドアは黄色のにじみがあり、規定からはみ出していました。また、その端の方に光る星があり、ペルセウスだという説明が聞こえてきたのです。にじみがあり、規定よりもはみ出しているので、ペルセウスが必要なのかもしれないし、もっと違う理由があるのかもしれません。

　神話のペルセウスは、世界の西の果てから怪物ゴルゴンの首を取ってくることを命じられました。ペルセウスはアテネから青銅の楯、ヘルメスから鎌、ニンフから空飛ぶ靴と隠れ蓑を借りて、敵には見られないようにゴルゴンの一人であるメドゥーサの首を取りました。帰り道、エチオピアの王女アンドロメダが海の怪物の生贄として岸壁に縛られているのを発見し、王女を救出して妻にします。

　腰から上がる力をインドのヨガでは「クンダリニ」と呼び、それはとぐろを巻く蛇で描かれています。

　ペルセウス座で「怪物メドゥーサの首」といわれているのはアルゴル

で、これもクンダリニに関連づけられていて、原子爆弾を開発する結果になったアルバート・アインシュタインは、このアルゴルが強い影響を与えているといわれています。

つまり、アルゴルの力が腰から上がる時、それを青銅の楯で反射して防ぐとか、または岩（肉体）につながれたものを救出するという意味では、回転ドアのドアとドアの間には、このペルセウスの力があれば、一つの人生から違う人生へと切り替えできる作用がスムーズに働くということになります。ゴルゴンは「世界の西の果て」、つまり秋分点、腰に潜んでいるのです。

自分が入り込んだところは大きく見える

メドゥーサを見たものは岩になります。この岩とは、一つの人生の中で、執着心にとらわれて、そこから抜け出せなくなることを表しています。またアンドロメダ姫のように、鎖につながれ逃れられなくなることでもあります。

腰から上がってくる力に捕まらないように、黄色の輝く楯で反射せよ、ということです。これは昔、私が夢で見たことのある光景としては、火を吐く怪物がおり、その火に焼かれないように、大きな鳥が翼で私を守ったというのがありました。これがアテネの持つ表面を研磨した青銅の楯とみなしてもよいかもしれません。

ペルセウスがいないと、人生の中に捕まり、他を考える余裕はなくなる。回転ドアに行くには、そして、違う人生の中で捕まって、身動きが取れなくなるようにしないためには、ドアとドアの隙間に、ペルセウスが輝く必要があるのかもしれません。いわば撤収装置です。

私の回転ドアでは、今の人生に当たるドアが60度よりも大きいので、すんなり抜け出すには、ペルセウスの助けが必要だということなのかもしれません。
　実は、今の人生が60度の幅を超えているのは、たんに、今そこにいるからということもあります。パソコンでいえば、マッキントッシュのランチャーは、特定のアプリのアイコンのところが拡大表示されますが、そのように、今の人生のリアリティはとても強くなり、他の人生があるようには見えないのです。
　誰でも、自分が入り込んだところは大きく見えます。
　ペルセウスはほとんどの人の前世探索に役立つはずです。ドアの切り替えの場所では、ペルセウスを思い出すというのがよいのです。それはある意味では、解毒剤のようなものでもあります。
　移行の潤滑油はアルクトゥルス。
　間違えないように交通整理するのはアンタレス。
　これらの言葉を思い出すだけでも影響はあることでしょう。

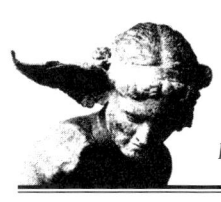

Integral Hypno Self-study Manual **Lesson 25**

どのような靴か？

🌀 セラピストから赤い羽根の靴をしつこく聞かれ憤慨 しかしそれは当たり前のことではなかった

　ワイスの前世を見る誘導では、靴を見るというのがあり、私が受けた数人のセラピストによる異なるケースの場合にも、必ず靴を見るという項目がありました。

　その中で、私が二度目にヒプノセラピーを受けた時、自分の靴を見ると、それは赤い羽で作られていたのですが、セラピストがしつこく聞くので、怒り始めてしまいました。「なぜ、そんな当たり前のことを根掘り葉掘り聞くのか」「誰でも赤い羽の靴を履いているのは当たり前ではないか」と憤慨したのです。後で考えると、これは全く当たり前のことではありませんでした。

　靴は、頭から降りたものが着地すること、地球にちゃんと降りたことを確認するのに必要なものです。

　意識は頭から降りて大地から上がるものと結合して、その人の人生が作られていきます。中空に浮かんだままだとアースされないので、下から上がってくる活力もうまく活用することができず、情報は中途半端になるか、自身で混乱するか、他のものと混じる傾向があります。

大地との接点の靴は、しばしば職業やその人の具体的な所属や土地、国などを示します。

　私が赤い羽の靴を履いていた時、私はよく窓の外の飛ぶ鳥を見ていたし、住居は山の崖の中腹に作られていました。堅い皮の靴などを履いているともっと堅い領域に近づくこととなり、より物質的な人生ということになるはずです。

自分の靴を見ることで
イメージに入りやすくなる

　意識の振動密度は植物⇒鉱物⇒金属と低くなり、物質的に濃密になります。金属の比率が大きいと、どれよりも重たい世界に降りていくということになります。

　植物素材で編み込んだ靴は、情感的にもっと明るくて軽いのです。しかし、ずっしりどっしりという実感が希薄です。そうすると、私の赤い羽の靴、鳥を見ていた、しかも高い塔の最上階に住み、下界には滅多に降りなかった、などという人生は、腹にずっしり来ない、まるで麩ばかり食べていたような生活といえます。

　ですが、これでも物質的すぎると感じる生存形態はいくらでもあるのです。リサ・ロイヤルは、多くのアルクトゥルス人たちは、三次元的な肉体を持つことを選択しなかったといいました。

　振動密度と物質密度は反比例します。そのため、このアルクトゥルス的生存状態であると、長い時間と空間の中に伸びてしまい、個体化しないか、あるいは個体化しても、それは空気の分布のようで、私たち人間からすると個体とはみなされなくなります。

　私が初めて体外離脱でアルクトゥルスを見に行った時、そこにあるの

は星ではなく、鮮やかな色彩の混じったある種の「帯域」のようなもので、明確な輪郭はありませんでした。はじめは戸惑いましたが、そういう形態があっても、別に何の不思議もありません。

　実は、そういうレベルでも、その主体から見ると世界は三次元なのです。そこから見ると、肉体を持つ人は新陳代謝の中であっという間に消えてしまう細胞のように見えます。しかし重い素材の中に同化すると、そこにはそこでの十分長い時間というものが存在するのです。

　自分の靴を見てください。

　すると人生イメージは濃く、リアルになるはずです。

　上の次元に行くほど共有され、下に行くほど共有度が低くなり、個体化に近づくので、靴を見れば個人としての人生のイメージの中により入りやすくなることでしょう。

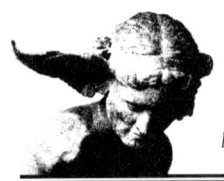

Integral Hypno Self-study Manual **Lesson 26**

前世記憶が拾うことができるものとできないもの

魂や精神はエーテル体に伝わるが肉体にまでは伝わらない

　シュタイナーの図式、すなわち自我・アストラル体・エーテル体・肉体というのを思い出してください。ヨガ式のたとえでいえば、主人・御者・馬・馬車です。

　肉体は物質でできていますが、肉体というかたちに物質を引き寄せているのはエーテル体です。それは目に見えないものですが、磁力的な力で、個体に必要な部品を引き寄せています。死んでしまうと、エーテル体は肉体から去るので、電磁石の電源を切ったように、それまで集まっていた部品は早いスピードで分解します。つまり腐敗してすべては大地に戻るわけです。肉体は地球のものなので、借りていたものを戻すようなものです。

　魂や精神、心などはこのエーテル体に伝わりますが、このエーテル体が集める肉体の部品には伝わりません。そのため、肉体が知性や感情を生み出すのではありません。

　前世の記憶はエーテル体が拾うので、精神に連動するものだけが記録

されていることになります。精神に連動しない機械的記憶は残りません。エーテル体というのは物質的なものと精神性のつなぎ材のようなもので、それは精神や感情、心というメンタルなものに接触しています。反対にいうと、精神が反応しないものはエーテル体としても関与できません。エーテル体よりも低速な光や磁気、電気などは精神に関与しないでも働いています。

　前世記憶はエーテル体が記憶するものということでは、心を動かすもの、充実した体験、感情が動いたもの。これらは体験としてカウントされますが、無機的に体験したものはエーテル体の中に蓄積されません。それは質量が重すぎて取りこぼしてしまうたぐいのものだからです。

　磁石の磁力が引き寄せたものは残りますが、引き寄せるには重すぎたものは落ちていきます。そういうイメージで考えてみてください。重すぎたものというのは、物質密度が濃すぎた、すなわち振動密度が低すぎて、精神作用として何ら心を持つものではないということです。

死ぬとエーテル体には感情の記憶だけが刻まれる

　人間は死ぬ時に、肉体からエーテル体が離れていきます。このエーテル体には、上位のアストラル体や自我が乗っています。すると死後の人は、肉体を通じて、すなわち感覚器官によって覗くことのできた情報をもう見聞きすることができなくなり、目の前にはエーテル体の記録だけが残されることになります。出かけることのできない人が、外を見ることができないので、室内にある書物や記録だけを見ているようなものです。

　既に体験した内容がエーテル体には刻み込まれています。しかし、体

験の全部ではなく、心を打つものや感情が働いたもの、楽しい、悲しい、充実した、そういう記憶だけが刻まれているのです。

　死者はこの内容を回顧しますが、それはまるで反省会のようなものです。そもそも死後回顧するというよりも、基本的には、老人は新しい体験をしなくなり、過去の思い出を回顧する癖がありますが、死後はそれがもっと極端になったようなものです。

　意識はターゲットがないと働きません。意識は射出することで成り立つのです。ですので、死んだ人は自分を維持するのに、ターゲットは物質的な世界ではなくエーテル体になります。そしてそれがターゲットである以上は、それをまとめたり、編集したりするのです。あるいは新しい解釈があるとそれを書き加えたりします。

　このエーテル体から吸い出すものが何一つなくなった時、ゆっくりとエーテル体から離れ始めます。その後、この繰り返しに似たことが起こります。つまり、エーテル体のエッセンスを吸収したアストラル体を自我は点検し、回顧し始めるのです。

　エッセンスを取り切ったら、スープを取り切った鶏ガラのようにそれを廃棄します。そうやって、重い装備を脱いだ自我は遠い世界に戻るわけです。またその後、新しいアストラル体・新しいエーテル体・新しい肉体へと降りてきます。それは以前まとめた内容から引き出した新しいテーマに沿って受肉するのです。

何か充実する体験をしている時には エーテル体が物質と精神をつないでいる

　肉体からエーテル体が離れる死の話に戻ります。
　このエーテル体の記憶は、心が動いた瞬間のみを記録したものなので、

日々の記録というわけではなく、時間的には連続していません。心の体験としては連続していますが、時計時間では連続しないのです。それは、ぱらぱらと展開するデジタルな感じの巻物のようにも見えます。

　１日眠くて、退屈な時間があり、昼過ぎにちょっと興味のある体験を時間にして10分ほどした。そしてまたぼんやりした状態に戻った。

　ある日の体験がこんなものだったとすると、その人のエーテル体に刻まれた内容は10分だけの記録です。

　私たちはヒプノセラピーなどによって、前世記憶に入って、そのデータを読む時に、このエーテル体に刻印されたものだけを読むわけです。

　感情も心も動かないようなものはすべて省略されています。

　例えば、映画や小説では、そういう面白い印象に残る光景だけが書かれているからこそ、そこに何か物語的な展開があるといえます。それに比較して、無機的で、時計の時間の通りに動くような体験というのは、いつまでも同じことが繰り返されたり、間が延びたりします。

　映画監督のアッバス・キアロスタミは、こうした日常の生活の大部分を占めるような退屈な時間を非常に巧みに表現します。

　ただずっと黙ってタクシーが走る。交差点を曲がる時、カチンカチンとウィンカーの音がする。運転手は黙って運転し、乗客は後部座席で数分間、携帯電話を弄(いじ)っている。数分の間、会話がない。

　それをそのまま映画のシーンとして撮影していくのです。

　これは物語性の破壊といえます。私たちはエーテル体が弱まると、そういう時計の時間の中にさらされて次第に眠り始めます。なぜなら、そもそも「精神とつながらない、肉体や物質の時間」は、私たちが不在だからです。

　精神のつながらない肉体の時間に起きていられる人はいません。なぜなら、精神が活動することを「起きている」というのだからです。

「私たち」とは、肉体や物質ではなく、感情や心や精神や知性などです。それと物質をつなぐのがエーテル体です。つまり、物質的な生活をしていても、そこに楽しいとか何か充実する体験をしている時には、エーテル体がこの物質と精神をつないでいるからなのです。

時計時間はエーテル体に関与しません。エーテル体が関与して、私たちの精神が関わったところの時間は、興奮すると短く感じ、退屈になると間延びして、耐えきれないくらい長くなります。それが不在で、肉体が携帯電話を機械的に弄っている時、私たちは感じたり思ったりできなくなっているのです。

前世を読むと有名人が多く出てくるのは嘘ではなくごく当たり前のこと

何も感じないでぼうっと携帯電話を弄っている記録は、前世記憶としてはストックされません。フィルムをそんなことの記録に使うわけにはいかないからです。

アストラル体はエーテル体よりももっと振動密度が高く、つまり感情とか精神の密度が高まっています。そのため、エーテル体に記録された物語は、アストラル体の介入度が高いとさらに特徴的で、神話的で、夢の多いものになっていくと思われます。

肉体の時間の中で、エーテル体はそれを記録しない大幅な空白があり、つまり肉体時間の中でエッセンスのみをエーテル体が取り込むように、エーテル体の体験の中で、さらにエッセンスのみをアストラル体が取り込むわけです。エーテル体が取り込む内容は肉体体験のダイジェストであるように、アストラル体が取り込むエーテル体の内容は、もっとダイジェストになります。

もし、ここで、アストラル体の記憶を前世記憶としてリーディングすると、それは全く具体性に欠けた神話的なものになるはずです。それは時間と空間の中での動きのないものになり、そればかりか、個人というものが欠けてきます。これは果たして私の前世だったのかどうか、と首を傾げることでしょう。神話の本を読んでいるかのように感じるはずです。

私たちが前世の内容を読もうとすると、そこには「何の特徴もなく、毎日ご飯を食べ、働き、そして死んだ無名の特徴のない人生」というのは出てきにくくなります。有名かどうかは問題ではありません。それは社会が決めたローカルな価値観なので、エーテル体はそれを評価基準にしないからです。

さらにアストラル的な要素が多少濃密な記憶を読むと、業績をなして、特徴のある王様とかお姫様、学者、武士などが増えるのかもしれません。前世を読むとそういうのばかり出てきて、まるっきり嘘くさいと思う人もいるかもしれません。

しかし、前世を読むと、特徴的で個性的で、時代を引っ張ってきたような人や、典型的な体験の人物が多く出てくるのは、嘘ではありません。

アストラル体はたくさんの個体に共有されたもので、肉体と一対一の数ではないのです。さらにエーテル体はもっと個人に近いが、同じタイプは共有されています。純粋に肉体的な個人、今ここにいる私だけの前世は、実は存在しないのです。

今ここにいる私というのは、普遍的で共有された意識が、この時間・空間の重い素材、すなわち植物・鉱物・金属を借りて、より個体的になったものを意味するので、それは肉体的な存在ということであり、その記録のかなりの部分をエーテル体は取りこぼしてしまうのです。

肉体を持つ個人とエーテル体は一対一の関係ではない

　事物的な事実は存在せず、物語的な表象的な記憶のみが読み取れるのです。これは前世を見て、数分間であらかた観察し尽くすことのできるもの、という場合もあるということです。

　事実的な具体性がないという場合もあるでしょう。それを考えて「前世療法は嘘くさい」というのは、前世記憶のメカニズムを考えるとあまり現実的でない批判です。また、催眠術をかけると複数の人が同じ体験をしているので、「これは虚の記憶だ」という人もいますが、しかし純粋に一人だけの体験というのは、肉体が受け取り、エーテル体が受け取らないものを指しているので、それはないに等しいのです。ある程度共有された体験だけが残されているわけです。

　このように、肉体を持つ個人とエーテル体は一対一ではありません。エーテル体は肉体の外側にあり、肉体を包んでいるようなかたちをしていますが、この肉体にフィットしないで少し輪郭がにじんでしまう理由は、個体としての肉体に「専任として割り当てられているわけではない」からです。

　人間は死後、肉体を脱ぎ捨てエーテル体を回顧し、完了すると、エーテル体を脱ぎ捨ててアストラル体になり、それを回顧します。それが完了すると、アストラル体を脱ぎ捨てて自我になり、遠い故郷に戻り、またやってきて、新しいアストラル体・エーテル体・肉体をまとうというのは、個人の人生のように見えるかもしれませんが、決してそうではありません。ここでいう体験とは、クラスターとしての体験だからです。そして自我に戻るという段階までの顛末は非常に長い時間がかかるのです。

平均的なロボットから脱線するだけの
気力や強い感情の力があれば記録される

　肉体を持つ存在を人間というふうにみなしてしまうと、目に見たかぎりでは、全員平等に見えますが、実はこの中に、アストラル体や自我のない人がいるのです。

　宇宙原理的にいえば、どんな生き物も宇宙のあらゆる要素を持っています。ですから、アストラル体や自我のない人というハリボテなどいるはずがないと思うかもしれませんが、物質に対する強い執着や集中によって、自らアストラル体や自我と自分を切り離した人は存在するのです。

　この場合、記憶の彼方にはそのつながりがあるので、たぐり寄せて、また自分をクラスターの一側面という位置に回復させればよいだけなのですが、何十年間かは分離をしている人はいますし、それにつながりを取り戻すのを我慢ならないと思う人もいるでしょう。死んだ後には何も残らない塵(ちり)に戻りたいと思う人はいるものです。

　このようなケースでは、人生はロボット化されます。つまり、肉体に所属する働きや記憶を人生の意義と感じ、感情や心、精神が働く時間が少ない眠った時間を過ごすことになります。自分の社会的な位置とかはとてもローカルな話で、生まれ変わりの単位の中では、その価値はそうあるわけではなく、地位があるかないかは全く問題ではありません。

　どんな仕事だって、どんな体験でも楽しめるし、感情体験は必ずしも楽しいということだけが価値があるわけではないということです。感じて思うことなのです。そうすると、それはエーテル体に記録され始めます。

　前世を見た時、名もなく無気力なまま死にましたという情報は存在しません。しかし、それならば、人生を儚(はかな)んでとんでもない酔っぱらいに

なりましたというくらいになると、むしろ記録されるといえます。とんでもない酔っぱらいになるには、平均的なロボットの行為から脱線するだけの気力や強い感情の力が必要だからです。

　実は、悪者になるのも強い意志が必要です。記録されるのはすべて「物語的」です。それが優れているか劣っているかという評価は、社会の価値観がしますが、それはエーテル体からするとちょっと違うということにもなります。

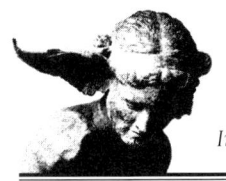

Integral Hypno Self-study Manual *Lesson 27*

法則が破綻する場所

肉体的な体験の内容は重すぎて事柄すべてをエーテル体に記録できない

　カバラの生命の樹は一つの全体的な宇宙図なので、これを元にすると、生まれ変わりの単位というのは、理解しやすい面があります。真ん中の柱は、陰陽に分かれていないので、それを意識の水準の目安として活用します。

　物質の肉体はマルクトで、エーテル体はイエソドです。

　自我・アストラル体・エーテル体・肉体は、すべて一対一ではありません。ここで一つの光は七つの要素に分かれ、この七つのうちの一つの中に、さらに七つの要因があるという理屈を考えてみましょう。

　天体にたとえると、大クラスターに七つの太陽があり、このうち一つの太陽の周囲に惑星が七つあり、一つの惑星の周囲に七つの月があるというイメージです。となると、月の周囲に物質的な肉体としての人間が何人かいるはずです。

　そして肉体を持って体験した事柄のすべてを、エーテル体は全部記録できません。これは肉体的な体験した内容が重いということだからです。

　私は大天使の意識に入ったことはあります。その時、人間個人は認識

できませんでした。一人の人は点でした。そのドットの集積がアメーバのように固まり、大陸を移動している光景を見ました。民族一つに大天使が一人。つまりこの集団意識そのものを大天使とみなします。同じく私たちは、細胞一つひとつの主張を取り上げたりはしません。

エーテル体には、何人分かの肉体的な個体の複数の体験の記憶がまとめられて記録されます。記録機が休止して、機能していない無機的な体験部分はそもそも記録されておらず、生き生きと感じた部分だけが記録されます。

肉体的な個体からすると、何人かが同じ体験をしているかのように見えます。普通、肉体を伴って生きている私たちは、他の人と違う固有の体験をしているので、そこに共有されているものはないとみなすかもしれません。

自分の体験は自分だけ。ですが、一度死んでしまうと、肉体的な時間の体験は濾過されて、感じたものだけがダイジェスト的にエーテル体に記録されるのです。そしてそれは、何人かが共有した体験といえます。

エーテル体は上位の次元とのつなぎ
上位の法則が反映されたものだけを拾う

シュタイナーは、宇宙的な法則と地上の法則にはギャップがあり、これは古い時代に「アーリマン」という存在がエーテル体に細工をして、上位の宇宙的な世界と、地上の、例えば物理学的な法則が合わないように仕向けたと主張しています。

ということは、エーテル体の下の方の段階で、なだらかな宇宙法則は打ち破られます。

一つの光は七つになり、そのうちの一つはまた七つになるというのが最も単純な宇宙法則だとすると、エーテル体よりも下の段階で、この一

つは七つにという法則が打ち破られることになります。それ以下はランダムだとみなしてもよい面があります。つまり「宇宙法則が反映されない」まま、でこぼことした規則性のないものが並列することもあります。

そしてこのランダムな領域で体験したことを、エーテル体は全部取り上げる気がありません。エーテル体はより上位の次元とのつなぎなので、上位の法則が反映されたものだけを拾い込むのです。

シュタイナーがいうように、宇宙法則と地上の法則が食い違うようになっているのならば、エーテル体の濾過装置は、地上の体験の中で宇宙法則に適合するものだけを記録します。それ以外はエーテル体からすると、取り上げるのには無理があります。

この取り上げる価値がないものを「偶然性の介入」といいます。つまり、合法則的でないということです。

宇宙法則が「一つが七つに」というものならば、地球には七つの月が必要となります。しかし現実には一つしかありません。他の六つはここにはないのです。そのことで私たちの地球体験は重く、宇宙法則から遠のいてしまっているといえます。

上の宇宙の法則の模型として働かないので、上の宇宙の性質を持ち込めないのです。類感的な雛形的な適合性が、エーテル体と物質の間で打ち破られているので、エーテル体の方で物質的な状況の記録が取り込めないということと同義といえます。まるでOSの違うパソコンに互換性がないのと同じことなのです。

准人間がいくつか合体することでエーテル体としての「人」となる

上の方は下の情報を拾えないのと同じく、下の方では上の創造的な力

が働きにくいといえます。月以下の世界は、孤立したガラパゴスのようになっているということです。

　例えば、何か欲しいと思います。すると、エーテル物質としては、欲しいものが出現することが多いのですが、目に見えないのでそのことを認識する人はかなり少ないはずです。その次に、実際の欲しい物質が引き寄せられて、目の前にやってくるはずです。これが本来のものです。

　ですが、地球においては、なかなかそれはできないことなので、私がこのように書いていることも、「何を馬鹿なことを言っているんだ」と思う人が多いかもしれません。それは私たちが地球的な生存に慣らされていて、これが当たり前だと思っているからです。

　上にあるものは型共鳴により、小さな宇宙にもその模型が宿ってきます。しかし、地球ではそれが起きません。

　このような地球の条件もおおいに影響した結果として、物質的な法則に従う人は、エーテル体よりも上の法則に合わせられないケースもあります。すると、統合的な私に接続することがひどく困難になります。

　エーテル体のレベルに住む人を「人」と呼んだ場合、物質的な領域に住む人は宇宙法則から追放されているので、これを「准人間」と呼ぶことができます。准人間は本来の人よりもより分割されているので、これを「分割魂」という人もいますが、エーテル体は魂（アストラル体）よりも、ずっと分割された段階にあるものなので、やはり「分割人間」、と呼んだ方がよいかもしれません。この准人間には生活がありますが、神話と夢がありません。しかしいくつか合体すると、エーテル体を持つ「人」になるのです。

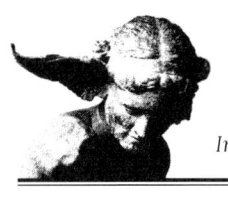

Lesson 28
Integral Hypno Self-study Manual

避けられない不幸と偶然性／
不便な方が良いという理由

偶然の幸運を期待することは偶然の不幸も許すこと

　地球で生まれて生きている人には特有の不幸があります。個人ではどうにも解決のできない苦しみや絶望があるのです。これから免れている人は誰一人もいません。

　この不幸は、アーリマンが作り出したエーテル体と肉体の間の溝、または月が足りないがために、法則の反映ができないことが原因なのです。

　人類はこの隙間に埋められた補正用のパテなのだということからすると、意識的に本来の法則を、地上に持ち込む努力の意義もあります。今の人生の苦しみや悩み事を解決しようとして、前世を見るべくヒプノセラピーを受けることにも、この実人生の中により大きな秩序を持ち込んで、血の通っていない場所にうまく活力が流れ込むようにする努力といえます。

　前世はエーテル体が記録したものです。このエーテル体までは宇宙の本来の法則があり「天から降りてきた7色の虹」として働いています。

　肉体で生きている今回の人生は、意味の不明な混乱と矛盾を抱え込ん

でいるかもしれません。この肉体的な体験の中にエーテル体を降ろすこと、つまり7色の虹を降ろしていくことができたのなら、人生には意味というもの、宇宙的な秩序の光が宿るということになります。

　それは人生から偶然性を取り除くことを意味しています。この偶然性ということを説明すると、例えば、「何の苦労もなく、宝くじが当たって、大金持ちにならないでしょうか」というような期待をする心も、上位の次元の法則から逸脱していることなのです。

　偶然大金持ちになる場合があるのなら、偶然わけもなく不幸になることもあるかもしれません。歩いている時に、たまたま事故で破損した自動車から飛んで来た鉄の断片が突き刺さって、死ぬ場合もあるのです。

　偶然の幸運を期待することは、偶然の不幸が入り込んでくることも許すということです。世の中ではこうした不幸はありふれたものです。

エーテル体が現在と比較して活発だったから「昔は良かった」と人々はいう

　ヒプノセラピーは、今の人生の問題点を前世からのキーワードによって解決するというよりも、エーテル体と物質体の間にあるアーリマン製造による死の壁を乗り越えることで、秩序を持ち込み、人生に意味をもたらすことになります。

　アーリマンのしたことは悪いことだけではなく、長期的な展望からすると、それは進化に関係します。ですが、数千年単位というスパンで考えると、それは邪悪な意図でもあります。人間の基準を准人間レベルに設定し、ロボット化することです。

　エーテル体が浸透していない肉体的・感覚的生活というのは、手抜きということです。あるいは文字通り「気を抜いた」ということです。

ロボット化するというのは、オートマティックで、それぞれの暮らしの中にたくさんの手抜きやあるいは気を抜いたものがたくさん入り込むことです。それらを「偶然性の介入」と呼ぶのです。

　ちなみに、物質的な時間は経過するたびに、物質的に緻密になり、細かくなり進化します。一方、エーテル体は時間の流れが反対なので、後になるほど衰退します。懐古趣味の人々が「昔は良かった」というのは、つまりエーテル体が今に比較すると相対的に活発だったということなのです。

　最新のハイテクの映像技術を使った映画よりも、フィルムで撮影した昔の映画の方が情緒を刺激するのは、昔の方が、エーテル体がより強かったからともいえます。

　便利な暮らしは感覚的・物質的になり、生命的ではありません。不便なことの多い暮らしでは、この生命的な要素を刺激するものがたくさんあります。便利というのは、無駄な労力をかけないということで、それを無駄な労力とみなすところに、気を抜いて手を抜いた機械的な姿勢があります。生活の中のすみずみまで、あらゆる行為に、これは無駄な労力ではないと考えることで、エーテル体はその行為の間の体験を取り上げるようになります。

　レッスン40（211ページ）でお餅作りのことを取り上げますが、機械がお餅をつくようになって、お餅の本質は損なわれた面があります。お餅をモノとみなした結果といえます。時間をかけてお餅をつくのはどういう意味だったのか忘れてしまった人の考えではないかと思います。

　こういうふうに、さまざまなものが自動化・省力化されるのが現代生活ですが、それは感覚を強め、エーテル体から離反する性質をより強化したといえます。

Lesson 28 避けられない不幸と偶然性／不便な方が良いという理由

Lesson 29

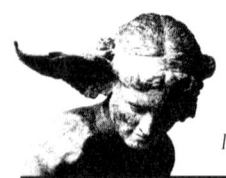

Integral Hypno Self-study Manual

生まれ変わりマップ

インテグラル・ヒプノは一つの前世だけでなく連続的な複数の前世を見ることができる

　インテグラル・ヒプノは、一つの前世だけでなく、連続的な複数の前世を見て、しかも多層的な段階を点検することで、より大きな私に戻っていこうという考え方です。これはとても時間がかかる作業です。3年くらいかけても構わないと思います。

　ヒプノセラピーの場合は、一つの前世を見るのに3時間ぐらいかけての集中的な作業です。複数の前世を探索する場合には、時間とコストがかかります。また、セラピストの世界観がクライアントに必ず投影されるので、セラピストの望むような展開に強引に誘導されることは多いのです。セラピストの信念体系が実際の前世探索を阻むので、時間をかけてじっくりと、自分でチャレンジするのがよいのではないでしょうか。

　生命の樹は一つのコスモスを表していますが、これは極大のコスモスの場合もあれば、小さなコスモスを示すこともあります。人体に投影した場合には小さなコスモスになります。大きなコスモスも小さなコスモスも構造は似ていますが、そこに流れるエネルギーは全く違うと考えるとよいでしょう。

基本は頭上と足下に存在する電位差・落差というものが生命の樹が立つ立脚点です。

例えば、私たちは社会の中で生きているので、すると人と人が作り出すところの落差というものが大きく見えてきます。しかし、それはもっと大きなコスモスからすると、ほとんど差異のないものです。

電圧で説明すれば、1000Vの差があるコスモスの中で、900Vと910Vの間に2点のポイントを置くと、そこには10Vの電位差のコスモスが出来上がります。この10Vの間にも生命の樹はできます。極大の生命の樹は、1000Vの間で作られます。電位差があれば、陰陽が振れる活動ができるのです。

2012年のアセンション説では一部のグループだけがアセンションした

生命の樹は宇宙図でもあり、人間の構造図でもあります。「アダム・カドモンの樹」といわれるマクロなサイズを持つ、より全体的な大きな生命の樹では、頂点にあるケテルの中枢は歳差活動で北極星が回帰するサイクルと考えると、2万6000年の息を持つ領域です。

1万3000年の昼と1万3000年の夜があり、私たちは今、1万3000年の夜が終わりつつあるところにいます。ですが、異なるサイクルで地球に入ってきたグループやクラスターは、そういう時期に来ていません。これから闇の時代に入るケースもありうるでしょう。

2012年アセンション説がありましたが、一部のグループにおいては確かにそういう時期なのかもしれません。しかし、反対に向かうグループもあるはずです。それに1万5400年で周期を終わらせるグループもあるわけです。

このケテルを暫定的に自我ないし真我と呼ぶのなら、ティファレトはアストラル体となり、2200年サイクルの息を持つ意識で、12個集まってケテルの自我を構成します。つまり自我のケテルを12個に割ったものがティファレトだといえます。ということは、アストラル体から安定した自我に至るには、アストラル体を12セット集めなくてはならず、一つでも足りないと、それはうまくいかないということです。

　次にエーテル体ともいえるのはイエソドで、これは息、生命としての時間単位を決めるのが難しいのですが、2200年を7で割ったものとみなします。およそ314年くらいです。実際には、プラトン月の中には30日前後のプラトン日があり、それは72年くらいですから、1週間としての504年にしたいところですが、そうしたくない根拠もあります。

　エーテル体はアストラル体を7分割したものであると定義することにしました。アストラル体はエーテル体に7分割できますが、肉体はエーテル体を7分割とはなりません。ここで、法則に断絶があるのです。

　マルクトは物質的な肉体であり、それは72年の息を持っています。

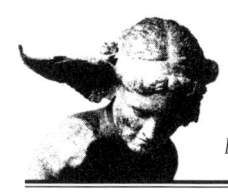

Integral Hypno Self-study Manual ## Lesson 30

地上の作業場

◎ イエソドが陽でマルクトを陰とし さらにイエソドを第五元素とする

　アリストテレスは月の下に四つの元素があり、月の上に5番目の元素があるという言い方をしていますが、これは生命の樹で表示される五行であるケセド・ゲブラー・ティファレト・ネツァク・ホドのグループが、縮小的にイエソドとその下の四つのマルクトに反映されたという構造を表しています。

　太一陰陽五行とは、唯一の原理であるケテルがビナーとコクマーという陰陽に分割された後に、今述べた五行に分解されていくことですが、物質の陰陽を示すイエソドとマルクトの中に、陰陽の二極化、すなわちイエソドを陽、マルクトを陰として、さらにイエソドを第五元素として、マルクトには四つの元素が縮小的に再現されているのです。

　この世界において豊かな経験をもたらす時間と空間の存在は、このイエソドの下のマルクトで作られていきます。それは「知覚の部品化、欠損」によってもたらされます。つまり、全体的な存在には時間というものが存在しません。経験のために自己を分割し、一部を忘却することで、一体化へ回帰しようとする衝動は、この欠けた忘却部分へと衝動的に引

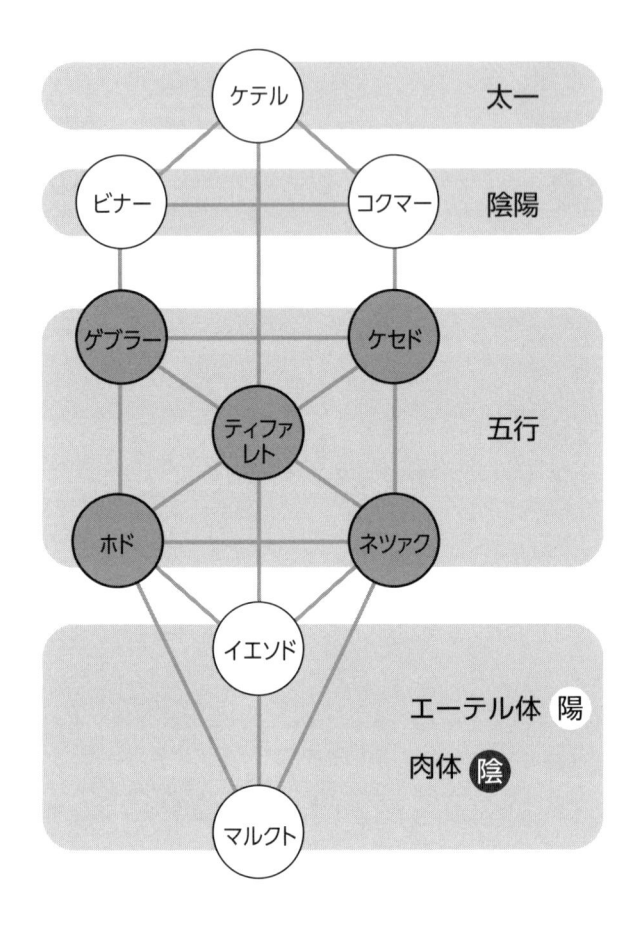

```
         ケテル                    太一

    ビナー      コクマー           陰陽

    ゲブラー    ケセド
          ティファ
           レト                   五行
      ホド      ネツァク

         イエソド
                          エーテル体 陽
                          肉体 陰

         マルクト
```

き寄せられます。そこに走っていく行為が時間というものを作り出すのです。

　この欠けたものを補おうとすること、足りないものに関心を向けることが、時間と空間の多彩さを生み出すのです。

　今、私はそこにいない。

　今、私はその時間にいない。

　既にこれは大きな知覚の欠損で、何もかもが足りない気分にさせられ

ます。

　オルペウス教の卵の孵化のプロセスと同じで、第五元素は自己を分割します。分割されたものは、自分自身の存在のあり方に対して自尊心や尊重感を抱くことになります。また同時に、自分に足りないものがあることの寂しさを抱きます。そして足りないものを求めようとしますが、それはそれまで自尊心を抱いていた自分の存在そのものを否定するものです。足りないものを得ると、今までの自分を失います。そうしたところに大きな葛藤が生まれてくるのです。

　四元素のそれぞれの性質からすると、他の元素を取り入れることは自己否定であり、しかし第五元素の観点からすると、四つはそれぞれ仲間であり、同じ腹の中から生まれ来たのでやがて一体化することになります。

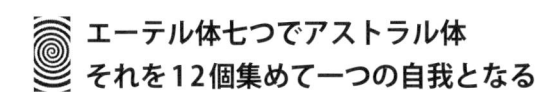

エーテル体七つでアストラル体 それを12個集めて一つの自我となる

　ピラミッドの図形も地面に点が四つあり、その上空に一つの点があるといったかたちをしています。四元素に分割された一つの単位、つまりプラトン日の72年が人の一生です。そのため、4回分の人生を合わせると一つのエーテル体ができるとみなします。それは風・火・水・土の四つを合わせたもので、このエーテル体を七つ合わせると一つのアストラル体ができ、それを12個ないし七つ集めると一つの自我が出来上がるのです。

　これが大きな自己、すなわちクラスターの基本単位だと考えてみます。私たちは前世探索をする時に、基本的には、個人としての肉体的な存在の視点から模索します。つまりマルクトの4分割された72年単位のレ

ベルから、隣の72年単位のものを覗こうとします。4分割という点では、おそらくこの前世は今の自分に足りないものを補う作用があります。

四つの分割された存在は、その一つの人生の中でも、反映として、四つの人生サイクルを持つことになります。

四つに分割される前に、ここにはその前提として二極化があります。これが地上において男女を作り出すのです（七つや12の分割もあります）。

プラトンは、この二極化が四つのグループに分かれていくありさまを記述しています。

マルクトの人生は、このようにはじめに二極化、次に4分割されているので、体験は極端に具体的です。イエソドから上の領域には、このような「時間・空間の中にある」具体的なシーンというものがわりに欠落しやすく、象徴的な形式で記録されます。

同じような構造・雛形であれば、同一のものとみなすという考え方ですが、具体的なマルクトの世界では、異なる時間・異なる空間にあるものならば、何か性質とかかたちが似ていても、同じものではないとみなす違いがあるのです。

一人のティファレトは7人のイエソドに、一人のケテルは12人のティファレトに分割される

同一の構造のものは、マルクトでは、時間と空間さえ違うところに置けば、それは同じものでも違うものとして生きていくことができるということです。一人の神がいろいろと名前を変えて、いろいろな地域に、まるで別物のような顔をして生きています。

マルクトの生き方に慣れていると、この地上の時間と空間の中で考えるようになるので、象徴的な印象を受け取った時には、それを自分の記

憶で脚色し、書き換えていく傾向があります。内容は正確でも、イメージは今の記憶から借りてきます。今、この時間と空間の体験によって、個別性を作り出しているのです。

　一つのものを何個にも分割して、それぞれが違うと主張するためには、それぞれ分割された存在が違う場所に住み、違う時間にいて、違う言葉を話し、違うものを見る必要があります。

　次元の上の領域では共有されているにもかかわらず、マルクトの4人は同じイエソドの体験を、それぞれの立場から異なる脚色をしています。ティファレトの一人は7人のイエソドに、ケテルの一人は12人のティファレトに分割されていますので、これは太陽の光線があちこちに飛び散る絵柄で考えてみるとよいでしょう。

　古い時代のタロットカードでは、「太陽」のカードはそのように、複数の矢を放つように描かれていました。

同じ人格が異なる環境に入り込んでちょっと違う体験をするということ

　元は一つのものが分割されるのですが、経験の着眼点や考え方、見方というのは同一です。この同一性を感じたら、それは同じクラスターの人間といえます。より下位に行くほど、具体的な差異が生まれてきます。

　マルクトに縛られ、イエソドに行けない時には、エーテル的なものは感知できません。そしてあまりにも具体的な差異にこだわるので、ちょっとした言い方の違いで、もう共通面はないと考えてしまうのです。こういう場合、身体の輪郭は肉体にぴったりと貼りついていて、エーテル成分としてのにじみは減少します。にじみが大きい場合には、いくつかの個体が重なり、知覚が共有されていると考えてもよいでしょう。

私の場合、赤い羽の靴を履いていた時には、チベットの近くの塔に住んでいて、いつも窓の外の飛ぶ鳥を見ていたのですが、今の人生ではそれと同じようなことをたびたび体験します。住友ビルの朝日カルチャーセンターでは、いつでも講師控え室から窓の外の鳥の集団の飛ぶ姿を見ていました。

　この意義、高い塔、すなわち生活に関わる具体的な細かい仕事はあまりしない位置にいて、そこから飛ぶ鳥が示すような自然界の法則を考えるというのは、いくつかの前世に共通したものなので、これがイエソド的な人型のスタイルだといえます。

　現代では、僧院のようなものはあるにはありますが、古い時代ほどには優遇されていません。そのため、生活費を稼がないで塔に住むということができず、カルチャーセンターで講師をしながら窓の外の鳥を見るというふうに、「同じ人格スタイルが、異なる環境に入り込んで」ちょっと違う体験をするということが起こるのです。

　共有されたイエソドが異なるマルクトに反映されると、このような違いとして現れるのです。

身体的に自由に動き回れるというのは身体に同一化した視点があるということ

　イエソドまでは人のかたちを持ちますが、アストラル体や自我には人のかたちはありません。

　2200年意識は筒状態で、私の場合、出雲族として、西欧の方から日本に伸びてきた雲のようなアームです。そこから個体が下に向かって降りていきます。さらにケテルは、2200年型のアームを12本持つタコの頭の部分と考えるとよいでしょう。

惑星グリッドというのは、巨大クラスターの身体そのものです。読者の中には、惑星グリッドという、地球に地理的に精密に貼りつけられた構造が、どうして自由に動き回れる人間と関係するのかと疑問に感じるかもしれませんが、自由に動き回れる、すなわち時間と空間の中でランダムに行動できるのは、イエソドの下のマルクト、4分割された人間だけで、しかも身体だけが動いているからです。

　上にあるものは、下にあるどんな音にもなれるというのは、イエソドは時間と空間の複数の範囲に自分を降ろすことができるということです。

　イエソドは歩き回っておらず、惑星グリッドの支線をもっとたくさん増やそうとしているのです。ネットを穴だらけの素朴なものから、もっと細かく緻密な繊維で覆う試みをするのです。

　身体的に自由に動き回れるというのは、身体に同一化した視点です。

　動かない私がいて、それが想像力でいろいろな場所に自分を降ろしていると考えてみるとよいでしょう。大きなヘリコプターからいくつかの紐が下がり、小さな兵士たちが地上に降りる。そういう光景です。この時、ヘリコプターはあまり動きません。

視野が狭まり小さな認識になると
かえってのびのびと自由に感じる

　イエソド以上の視点になると、自分が動き回れる人間という感覚ではなく、むしろステーションのように見えてきます。そこから想像力で種々のところに、太陽が黄金の矢を放つように分身を降ろします。

　私は自分が動き回る人間ではなく、じっとしている樹なのではないかと感じることは多かったのですが、実際は誰でも、イエソド以上、特にティファレトやケテルになるとそのように感じるはずです。

肉体を持ち、限られた特定の時間・空間にしか存在できない自分に同一化すれば、動き回れるように見えます。そして記憶喪失があり、知覚の欠損があり、足りないものに向かい、そこに欲求や欲望が生まれ、人生のいろいろな出来事が作られていくのです。
　そして孤立しているから、自由があるとも感じるわけです。
　何をしてもよいと感じますが、しかし、実際にはそんなに自由なわけでもなく、ある程度あらかじめから決まっている行為をしても、その鋳型そのものを忘れているので、自由選択によってそれをしたと感じてしまうのです。6畳の部屋で犬を飼う時、大きな犬だと息苦しいと感じますが、でもチワワならば、広い空間に感じることができます。
　視野が狭くなり、小さな周辺しか認識できなくなると、私たちはのびのびと自由に感じます。
　広い部屋に引っ越すより、自分が小さくなればよいだけなのです。
　オタクの定義というのは、人に影響を与えず、小さな範囲のことに夢中になれることらしいのですが、それは大きな犬ではなくチワワになることなのかもしれません。

私たちの人生は過去から未来へと架けられた橋のようなもの

　マルクトの領域では、時間は過去から未来へ流れていきます。二極化された結果、時間は一方向に流れるのです。しかしイエソドよりも上になると、この理屈が通用しなくなります。
　例えば、モンローの本でも、未来の自分が自分のハイヤーセルフになっていたと説明していますし、チャネリングで有名なダリル・アンカのバシャールはグレイと人類のハイブリッドであり、まだ今は生まれていな

いが未来に生まれ、その先祖に当たるアンカにコンタクトしているという話です。
　これからの時代のヒプノセラピーは過去の私だけではなく、未来から来た私もリーディングしていってもよいのではないでしょうか。そうでない限り、私たちは統合化されません。それはイエソドの上を見ることができないからです。イエソドの7人には未来の私も含まれています。
　私たちは二極化されているので、過去は決まっているが未来は決まっていないと考えてしまいます。しかし、橋は、川の上にあり両方の岸にかけられています。片方が固定されていないと橋は成立しません。私たちの人生は、この橋の上を点々と移動することです。
　未来が決まっていないのならば、私たちの橋は滑落してしまいます。それでも自由に決めたいという人はいるはずです。その自由に決めたいという意志を満足させるために、イエソドは4分割され、マルクトを作り出したのです。そして特定の時間と空間にのみ存在し、前も後ろも見えない近視眼的な個体の生き方を作り出したのです。

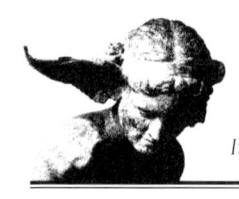

Integral Hypno Self-study Manual **Lesson 31**

第五元素でできた私のエッセンスを描く「世界」のカード

マルクト四つを経過することで第五元素である私が形成される

　「世界」のカードの図柄では、真ん中にエッセンスのエーテル体・第五元素でできた人物がいます。その周囲に、月下の四つの元素が描かれています。世界のカードは、生命の樹のイエソドとマルクトの間のパスに割り当てられています。

　エーテル体としての人間は、イエソドに割り当てられ、真ん中の人物を意味しています。それは気でできているので、不可視な身体です。そして月下の、周囲の四つの獣がマルクトであり、「見える」世界に生きています。

　生命の樹は、イエソド一つに対し、マルクト四つです。肉体的な人生を四つ経過す

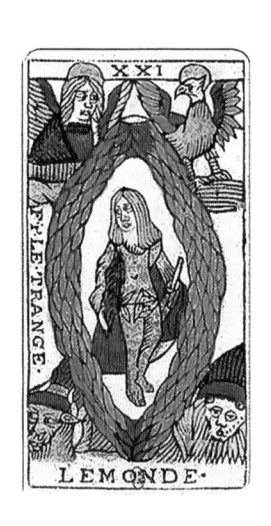

ると、そこでそれらを統合化して、第五のエーテル体としての私が形成されます。反対にいえば、エーテル体としての一つの身体は、四つの個体に分岐するのです。

イエソドはエソテリックな教えの中では、「道」に入る門と考えられていました。道はそのまま永遠にまでつながっています。

しかし、マルクトは地上に投げ出され、道を見失っているのです。大地をさまよい、やがて門を見出した時に、その人はそこから道に入っていきます。

例えば、ヨガのサドゥのような探求方法は肉体的な、すなわち土の手法で、キリスト教のような信仰の道は水の手法、また哲学的な探求は火の手法、知識は風の手法などと定義した時に、これらのどれかを極めていくと、共通の五番目への入り口を見出すということも想定できます。

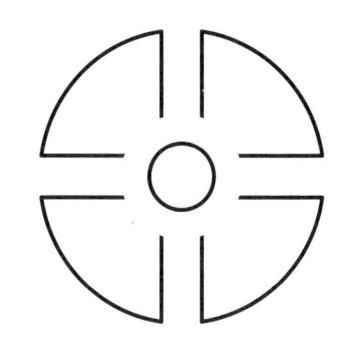

シュタイナーは、ヨガなどは第一文明期に開発されたものなので、現代では合わないと考えていたようですが、四つの元素のどれかを極めることで、それらを統合化した第五のイエソドの門に入ろうとした時、それぞれに欠けたものがあるために、大いに時間がかかるとグルジェフは説明しました。

すべてを巧妙に組み合わせた「第四の道」というものをグルジェフは提案しましたが、それはある意味では「風の元素の道」といえるかもしれません。それは、四つをうまく全部生かして探求するという考え方です。

「個を超えた連続性を生み出す媒体」の エーテル体物質が前世を成り立たせる

　前世探査というテーマでは、「肉体的な個人として生きており、前世がある」というのが前提となります。

　マルクトに閉鎖された個人は、個体として生きていますが、前世はありません。純粋にマルクトの視点からするとそのように見えるはずです。

　イエソドから見ると、マルクトとしての個人が存在し、そしてエーテル体という「個を超えた連続性を生み出す媒体」のエーテル体物質が、前世を成り立たせています。

　イメージとしては、いくつかの卵がゲル状の液体の中に入っていて、卵はこの筒のように伸びた中でつながれているという印象です。

　肉体を持つ意識の延長線上には前世は存在しませんが、肉体を持つ人生を生かしているエーテル体からすると、他の肉体を持つ人生と結合可能なので、その視点からすれば前世は存在するということになります。

　肉体的に閉じ込められている人は、この「世界」のカードの周囲の四つの元素のどれか一つに属してしまって、この中心の人物を自ら発見できていないのです。つまり、部分的なことに興味が集中しすぎて、自身の存在を全体的に認識できなくなっているケースです。

　死はそういう知覚の閉鎖をショッキングに打開する効果があるのです。

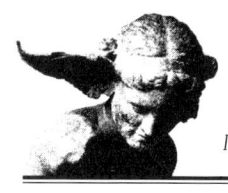

Integral Hypno Self-study Manual **Lesson 32**

影を持ち休みなく生まれること

自分の思った通りの生き方ができるのは第五元素になった時だけ

　穴の中に閉じ込められて、自分のことを認識できない生き方とは、マルクトの四つのうちのどれかとして生きている状態そのものです。それは地球上においての生存としては、不健全でもないし、異常な事態でもありません。ですが、自分の全体像、また生命そのものを統合的に認識できない視野の狭い状態なので、実はいつも苦しいものです。

　四つの元素は第五元素を自己分割したもので、火・風・水・土は、それぞれ敵対する元素があり、一つの元素にしがみついている生き方では、いかなる目的も成就できないようにできており、それは敵対し許せないものがあるからです。

　このような人生の中では、何かうまくいきそうな時に妨害が入ります。思った通りの生き方ができるのは、第五元素になった時だけです。

　人生のコントロールは、第五元素的な段階では可能ですが、四元素の段階では理屈として不可能です。世の中、栄枯盛衰は免れません。それはこの独立しない四元素の法則に則っているからです。

　西洋占星術的にいうと、火は土に取って代わられやがて風になり、次

に水に主導権を握られます。そしてまた火が力を増してくるのです。一つの元素にこだわると、時代の流れとともに忘れられていきます。

　死ぬ間際に「これで満足。楽しかった。良かった」と思えるかどうかという問題があります。何か不満があり、無念だと思う人は、まだ四つのうちのどれかに強く同化しているのです。そのため、次の人生で、同じレベルで、違う元素を体験しなくてはなりません。

　事件の加害者は、今度は被害者を体験することになります。

　男は、今度は女を体験します。

　しかもある程度似た環境でないと体験は継続性がなくなるので、あまり時間が経たない間に、生まれ直すことになるのです。

　理屈として、2万6000年の魂の1年は、360個の72年サイクルを持っているので、この四元素の一つというような生き方をしている場合には、休息なしに360回生まれなくてはならないという意味になります。四元素は環境サイクルでもあるので、環境サイクルにべったりと貼りついて、独立性なしに休みなく生まれ、死に、また生まれるということになります。

　プラトン月の2200年範囲の中で、イエソドとしてのエーテル体の身体は、7回生まれるとよいのに比較して、肉体は28回から30回前後生まれるという理屈になります。

生きている間には排除してきたものが死ぬ間際に影となって呼び戻される

　『チベットの死者の書』では、死んだ人はその直後に、人格の影が襲ってきます。それは生きている間に排除してきたものです。生きている時の人格を維持するのに邪魔な要素は、死ぬ間際に戻ってきます。

追放された要素は親しみを込めて戻ってきますが、本人からすると、それは排除し敵対してきた者が襲撃に来るように見えることでしょう。

　死ぬ間際になると、これは空気のすべてを伝わってやってくるような映像に見えます。どこまで逃げても、空気あるかぎり、すぐそばにやってくるのです。

　死ぬ間際に、近親者が天使のように迎えにくるというのは、モンロー研究所のいう「フォーカス27」の天国に行く光景ですが、影を持ったものはその体験ができず、反対に最も恐れ嫌う影が待ち構えています。そしてその恐怖から逃れるために、死後の世界に長く留まることなく、まるで逃げるようにして、急いで次に転世するので十分に考慮する暇もなく、牛とか馬に生まれる場合もあるといいます。

　この影とは、他の敵対する元素であり、自分を四元素のどれかに強く同一化させることで、自動的に影は強くなります。というのも、第五元素が生命そのものの実体であり、四元素はそれを自己分割したものだから、そのうちの一つに強くしがみつくと、残りは意識の裏側で同じように強く働くからです。そしてその人の人生の邪魔をするのです。

　瓶の中に種類の違う液体が入っていると考えてみてください。一つを下に押すと、相対的にもう一つは、それまで片方がいた場所に移動してくるというイメージです。

一つの元素を極端に使いすぎるとその交代は唐突にやってくる

　あるコメディアン出身の司会者が、暴力団との関係が暴露されて、突然引退をしました。私はこの人物の活動を見て、そろそろ危ないと思っていました。なぜなら、それは火の元素の暴走に見えたからです。あま

りにもやりすぎで、これは火の元素と敵対する土、水との緊迫感を強めてしまうので、いずれは土か水の元素の巻き返しによって淘汰(とうた)されると感じていた矢先に、引退になったのです。

　四元素は、第五元素を四つに分解したものなので、一つの元素で活動すると、やがては衰退期がやってきます。一つの元素を極端に使いすぎると、その交代は唐突にやってくるのです。世の中の価値に永遠のものはありません。時間と空間が働く場所は四元素で動いているということなのです。

　この四つの元素を全部均等に統合化できたら、七つのうちの一つのエーテル体の自分となります。それは「生活に振り回されない、人生そのものを直視した私」ということです。

　生活に振り回されるというのは、四つの元素のうちのどれかに気が散ることです。お金が足りない人は、土の元素に気が散って、人生そのものを考えられなくなります。お金は、人生全体からすると、ごくごく部分的なことです。ですが、それに邪魔されるとしたら、それを影にしていたということになるのです。せっかく楽しい有意義なことをしたくても、お金を稼がなくてはならないので、それができない人がいたとすると、それは土の元素をないがしろにした結果なのだといえます。

マルクトは四つの元素に分割され
限られた時間と空間の中に自己を忘却する

　エーテル体は肉体を蚕食(さんしょく)するので、エーテル体が進化するためには、肉体を持つ必要があります。つまり四つの分割された、時間と空間の中で記憶喪失して生きる人生を要求します。そして新しい素材を拾ってきたら、そのエッセンスを吸い取るのです。肉体はそのために海の底の地面

にまで降りていきます。

　私たちは肉体を持って生きているので、マルクトから去るわけにはいきません。マルクトとしての肉体的に生きていることを自覚しつつ、同時にエーテル体としてのイエソドの私を実感するということができればよいのです。

　私は数年前に、夢の中で豪華なエレベーターに老人と一緒に乗っている夢を見ました。エレベーターが地上に着いた時、老人はエレベーターから降りませんでした。そして、夢の中で中学生だった私だけが、エレベーターから降りました。私は老人に失望し、怒りを感じました。

　このエレベーターは生命の樹の中央の柱のことなのですが、ハイヤーセルフとしての老人は、イエソドまでしか降りてきません。そして、肉体を持つ私はマルクトまで降ります。

　マルクトは、ハイヤーセルフとつながりを失っていますから、老人はエレベーターから降りたくないのではなくて、降りることができないのです。

　マルクトは四つの元素に分割されることで、限られた時間と空間の中に、自己を忘却します。この忘却の世界で、全体像を維持するハイヤーセルフは、自分を表すことができないのです。

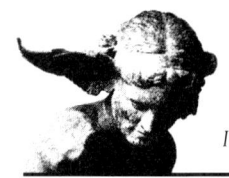

Integral Hypno Self-study Manual **Lesson 33**

エーテル体は重なっている

同調を変えることで違う人生のボディに入っていく

　どんな次元のものも、どんな領域も、あらゆるものは、今の私たちの世界卵に重なっていると説明しました。その点では、回転ドアが持つ扉を合わせた合計七つの前世は、この世界卵としてのボディに重なっていて、七つの層のようになっていると考えてもよいのではないでしょうか。

　私たちは、このうちの一つの膜に同調しています。そのため、身体の周囲のエーテル体は一つしか見えません。しかし、同調を変えると違う人生のボディの中に入っていきます。上に上がり身体の外に出て、そこで回転ドアの番号を変え、そこから違う人生に降りていき、最後に、靴を見ると、違う人生に接地したという合図になるのです。

　私は毎晩、夜に寝る前に、自分が釣り鐘の中にいるのを発見します。この釣り鐘の内側は、マットな質感の、何か細い繊維、蜘蛛の巣の集積のようなものでできていて、漆黒ではあるが、灰色っぽいものも混じっています。そして、そこにはでこぼこがあり、文字があったり記号があったりします。このどれかの記号や文字に意識を集中してみたいが、その気力を完全に喪失している状態でいつも見ているのです。

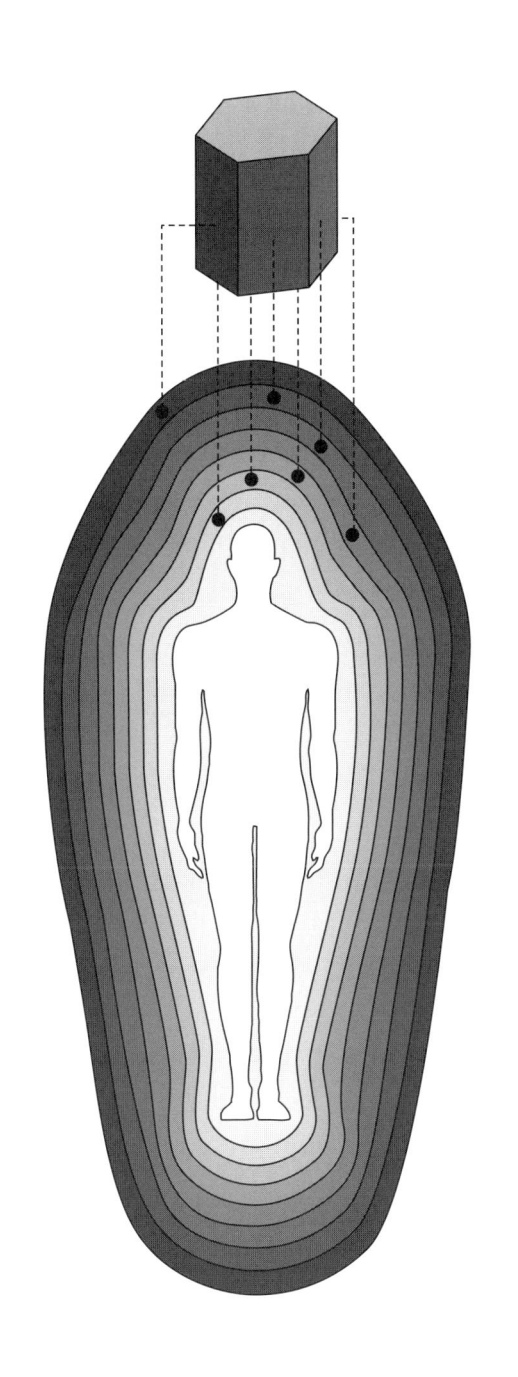

Lesson
33
エーテル体は重なっている

私は非常に長い間、それに無意識でした。というのも、おそらく小さな子供の頃からいつも見ていたからです。ですが、最近これは、世界卵を内側から見ている光景だと気がつきました。

　今の人生だけでなく、別のドームもレイヤーになって重なっています。寝る前というのは、今の人生の緊張感を緩和する時間なので、この今の人生を維持するに足る緊張を解いてしまうと、今の人生に留まるきっかけを失ってしまいます。そして今の人生でのみ成り立つ意識を失うのです。

　毎晩の眠りは、構造としては死と同じ意味なので、今日死ぬ間際に、いくつかの前世に共通した世界卵の内側を見てしまうのです。

　この釣り鐘に気がついたのは、神楽坂で初級のヘミシンク会をしていた時、ＣＤを聴き始めて１分もしないうちに、この釣り鐘が出てきたからです。その時にはくまなく文字が書かれていました。最近思い出してみると、私は寝る前に毎日これを見ているわけです。変成意識で見ていない時には、知覚の裏側に置かれて発見できないのです。

　このマットな黒い素材には、モーエンやモンローのいう「3Dブラックネス」も含有されています。耳なし芳一は、身体にくまなくお経の文字を書いたといいます。しかし書いていない場所は魔物に取られてしまいました。

　3Dブラックネスは異次元に行く時のショートカットですが、それは文字が書かれていないところのマットな暗闇の部分です。一つの文字を拡大してこの中に入った時、モンロー研究所のいう「フォーカス49」、つまり遠い恒星領域に入り込んだことを覚えています。

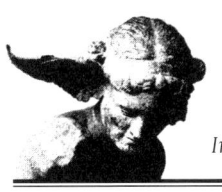

Integral Hypno Self-study Manual **Lesson 34**

悪しき衣を着た良き者

完全なものやより高度なものを見ると邪悪なものと誤解してしまう

　感覚的に生きている、すなわちマルクトに閉じ込められると、私たちはエーテル体の知覚を表とみなさず、むしろ影のものとみなしてしまいます。

　自分に足りない四元素のどれかも影。

　そしてエーテル体も影です。というよりも、エーテル体は四つの元素の総和なので、足りないものすべての総合的な影として認識されることもあります。最も好ましいものが、最も嫌いな、避けたいものになっているというケースもここから起こるのです。

　完全なものやより高度なものを見ると、邪悪なものと誤解するという体験は実は非常に多いのですが、これはこういう仕組みからきているのではないでしょうか。

　地球は四つに分割される前にまずは二極化されています。その結果、一つのものは必ず光と闇、あるいは右と左、あるいは前と後ろ、表と裏、善と悪に分岐するのです。つまり「大いなる世界において善なるものは、地上において、善と悪の二つに分かれる」というものです。

エーテル体が地上に接近すると、それはもともとアカーシャのタットワ、すなわち第五元素なので、そこには今自分が同一化している元素以外のすべてがあるわけです。

「足りない元素」が気配として引き寄せられる恐怖

　水に同化している人は、火・風・土が影です。第五元素はそのすべてを総和したものなので、第五元素が接近すると、水の元素に同化している人生を妨害してくる嫌なものが近づいてきていると思います。今の自分を邪魔するものは良くないものに違いない。より良いものが来ると悪いものが近づいたと衝動的に感じてしまう私たちの癖は、実は、誰もが持っている傾向といえます。
　先ほど取り上げた引退したコメディアンの例を挙げると、風呂に入り、髪を洗っている時でも、時々背後を振り返ったのだといいます。そして暗闇が怖いので、いつも電気をつけて寝るのだといいます。
　これは空気、すなわちエーテル体成分に気がつかないようにする行為といえます。照明をつければ、私たちは光の世界、すなわちマルクト的な限定の世界に入ります。しかし照明を消してしまえば、空気の成分の中にあるエーテル成分に近づいてしまうのです。すると、このエーテルには、いつも自分が拒否している他の元素が内包されています。
　それは幽霊とか何か妙な気配としてのイメージを作り出します。その人がそう感じているだけで、幽霊がいるわけではありません。「足りない元素」が気配として引き寄せられるということなのです。
　その人が人生の中で最も嫌いな人。それも足りない元素の象徴です。暗闇の中で目覚めていると、そのイメージも近づいてきます。

統合化された人間は
必ず光と影の両極を作り出してしまう

　インドのオショーは、自分が悟りを開いた時に、これから殺されるのではないかと恐怖を感じたといいます。キリストは数年間活動した後、殺害されました。グルジェフは『ベルゼバブの孫への手紙』で、地球上では、進化した人間や悟った人間はたいてい殺されると書いています。

　これは、より統合化された人間は、二極化の法則に従うマルクト世界という地球上において、必ず光と影の両方を作り出してしまうことに関係すると思われます。

　これまで説明してきたように、統合的なものは光と影の全部を合わせ持ったものであるために、それが降りてきた時、同時に深い影も作り出してしまいます。キリストが出現した結果、キリスト教に従う人は、おびただしい戦争と殺戮を繰り返しました。それは、二極化された世界では、より優れたものはそのような結果を作り出すということにほかなりません。

　優れたものを見ると、心底憎む心が芽生えてしまう。自分と同じような人々が住む世界では平和に生きていたのに、より上位の存在がやってきた時に、事態が急変してしまうのです。

　しかし、反対に進化というコースでは、それまで影だったものは統合化されていきます。嫌っていたものと一体化し、まとまったものに向かうわけです。降りてきたものは影を作り出し、上がっていく時には、影を吸収すると考えるとよいでしょう。それはまるっきり反対のことです。

四つの不均衡は
その人生のやり直しを要求してくる

　個人が、人生の中で行き止まりになり、苦しい状態に閉じ込められているとしたら、これはこの七つのエーテル体の次元ではなく、その下の一つのエーテル体が持つ四つの肉体のうちの一つを生きている段階であるということになります。

　七つは音楽のようなもので、ここに不幸や苦痛はなく、たんに異なる個性的な経験があるだけです。だから特別な人生を歩み、それは楽しいのですが、この下部構造の四つのどれかに落ち込んだ場合には、人生そのものがスムーズには進まなくなります。

　そのため、ヒプノセラピーで悩み事を相談したいと思ったら、それはたいてい四つの不均衡からもたらされていると考えるべきです。

　四つのアンバランスは、准人間として、人になる準備状態の段階です。それはいかなることも、決して実現しない人生といえます。四つの不均衡がないのならば七つのイエソドの人生の一つとして、それはさまざまな陰影のある楽しめる人生になります。

　また四つの不均衡は、その人生のやり直しを要求します。死ぬ間際の心残りが、この不足領域に自分を引きつけていくのです。

　ヒプノセラピーで、今の人生の苦しみや問題点を解決する鍵を見つけ出すというのは、実は、この四元素的な部分化された私から抜け出し、目的のものにスムーズに向かうことのできる第五元素の私になる、ということでもあります。

昔の西洋占星術では90度を不幸と解釈していたがそれはどうなのか

ホロスコープの場合には、この四元素の敵対関係は、天体同士の90度のアスペクトとなります。

実際に、昔の西洋占星術の教科書では、これを不幸と解釈していたことがありました。実はこれは裏側で助けるという関係性ですが、同じ平面では衝突する関係なのです。

ストレートにこれを不幸なものと解釈していた執筆者は、人間の基準としては、四元素の中の一つとして生きるべきだと考えているようでした。やはり准人間を、人とみなしている考え方です。この考え方のままであれば、先ほど書いたように統合化を促す良き者の来訪は、邪悪な勢力の接近とみなされてしまうでしょう。

ホロスコープの例で考えてみましょう。

例えば、愛情を金星とみなしてみます。ある女性は、平和的で愛情深い夫婦関係を望んでいたとします。そのために多くの犠牲を払いました。しかし、いつも男性の側は、興味がよそに移り、他の女性に走ったのです。これを繰り返しているとします。

男性の象徴を火星とすると、興味がよそに逸れるというのは分散なので、風の元素です。愛情深い金星は蟹座の金星と仮定します。それに対して90度の風の元素として、火星が天秤座にあるとします。

こういう配置を持っていると、傷つく女性という体験をしやすいのです。一体化したい水の元素を傷つけるのは、風と火の元素しかありません。風は分散なのでよそ見をします。火は独立性なので水っぽい女性の態度に「うっとうしい」といって傷つけるのです。

Lesson 34 悪しき衣を着た良き者

特定の四元素のうちの一つに自己同一化するとますます相手の元素は妨害的に働いてくる

　前世療法を受けた時に、こういう天体配置を持つと、そういうシーンが出てくるはずです。

　天秤座の火星をそのまま土星に入れ替えてしまえば、天秤座という興味を分散させる性質は、義務に置き換わります。つまり、女性としては、特定の相手に対して親しみ深く振る舞いたい。しかし、それは正しくないことであり、えこひいきしてはならないという考え方が生まれてきて、この親密な感情を表現しようとする蟹座金星の気持ちを自ら抑圧するはずです。そして実際そういう小うるさい相手とつき合うことが多くなることでしょう。

　金星をそのまま太陽に入れ替えて、蟹座太陽と、天秤座土星にしてしまうと、アメリカの建国記念日の配置になります。

　実際には内輪で仲良くしたい蟹座の感情を、土星は良くないこととみなします。多くの国に公平に振る舞わなくてはならないという義務意識が働きますが、しかし正直なところでは、仲間の国としか仲良くしたくないのです。

　この葛藤を解決するのは、水と風という元素の両方を統合化する、つまり両方自分であるとみなすことです。

　特定の四元素のうちの一つに自己同一化すると、ますます相手の元素は妨害的に働いてきます。

縛られているとしたらなぜ縛られているのか
一つの元素の過剰は必ず人生の不幸を招く

　相談を受けた人が、アドバイスとして、しばしば敵対するものを避けるということを提案するケースはありますが、これは自分を狭くすることを意味するので、人生はもっと弱くなり、統合的な第五元素からは距離が出てきてしまいます。

　嫌なものを避けて暮らすと生活する場はどんどん狭くなるのです。

　西洋占星術での七つの天体のうち一つにこだわり、さらにこのうちの特定の四元素への固着によってじたばたするのは、特定のエーテル体の卵の中の、４分の１の領域に捕まって抜け出せなくなったことにとても似ています。

　そのため、前世を探索するヒプノセラピーで、今の人生に悩み事が多い時、七つの領域ではなく、イエソド下の四つのうち一つの穴に落ちたものとみなして、他の三つを探し、人生の中でこれがどのような影を作り出しているのか模索するとよいでしょう。

　縛られているとしたら、なぜ縛られているのか。

　苦痛な場合には、なぜ苦痛なのか。

　寂しいのは、どうして寂しいのか。

　一つの元素の過剰強調は、他の三つをないがしろにして、必ず人生の不足と不幸がやってくるのです。

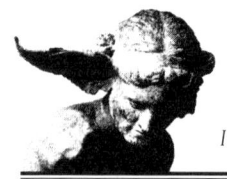

Integral Hypno Self-study Manual **Lesson 35**

大アルカナと小アルカナ

大アルカナはエーテル体を表し 小アルカナは四つに分解されたものを表す

　イエソドとしてのエーテル体のボディ、ないしは第五元素のボディと、その下の四つに分割されたものの対比は、タロットカードでも上手に反映されています。

　タロットカードの大アルカナは、基本的には、エーテル体、すなわち「世界」のカードの中心の人物の位置のレベル・個性を表しています。そしてこの一つの人物を四つに分解したものは、小アルカナカードの四つのスート、すなわち棒・剣・杯・貨幣に対応しているのです。

　例を挙げてみると、4番目の大アルカナである「皇帝」のカードのエーテル体があるとします。すると、この楕円の輪の外には、「棒の4」、「剣の4」、「杯の4」、「貨幣の4」があることになります。

　4の数字は、常に個人を超えた大きなソースとの接続を表しています。それは常に押し広げます。

　小さな考え事を止めて休止すると大きな考えがやってくるというのは、知性を意味する剣、すなわち風の元素の4で、戦士の休息という名前がついているのです。考えることを諦めてもう今日は寝ようと思うと、リ

ラックスして、急に良い考えが浮かんだというものです。

　「皇帝」のカードが領土を拡大するものだとすると、この「剣の４」は悪くはないのですが、「貨幣の４」は物欲とかこだわりを示すかもしれません。それは「皇帝」のカードという統合化的な私を獲得する目的に対して、抵抗するこだわりを生み出すからです。実際、資産というものは常に有限なので拡大するには他から取らなくてはなりません。

　一つのエーテル体の私を作るために四つの前世があり、それはそれぞれ四元素特有の苦しみと狭さを体験していることを意識しましょう。そしてそれらをもっと俯瞰できるとよいのです。

　しかし、もちろんこれは「四つの前世がありますね」という意味ではありません。というのも、これは法則であり、人は法則と人生をそのまま重ね合わせるのではなく、例えば、一つの人生で四元素のうち二つ。もう一つの人生で、残り二つをしたという場合もあるでしょう。すると、このエーテル体の個体を作るのに、２回の物質的な人生があればよいことになるのです。

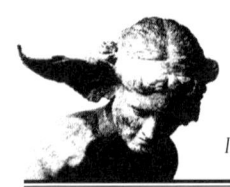

Integral Hypno Self-study Manual **Lesson 36**

体験のスキップ

🌀 二つの元素が対立した場合は次の人生では影になった元素を生きることになる

　生まれ変わりは、マップのマス目を埋めるようにきっちりと進行するのかというとそうでもありません。

　エーテル体は、その中に四つの肉体人生を含んでいます。ですが、例えば水の元素と風の元素が対立している場合には、水の元素に当たる人生を生きた後は、影になっている風の元素の体験をすることになる可能性は高いのです。しかし、水と風を統合化した場合、次に影になった元素を体験する生まれをする必要がないといえます。

　死ぬ間際に心残りになったものに引き寄せられ、また『チベットの死者の書』でわかるように、天国に入ることを阻む妨害者によって、地上に落とされるのだから、その妨害者が存在しないのならば、輪廻転世の数が減ってしまうといえます。

　一つのエーテル体を構成するためには、四つの地上的な人生を歩みます。これはシンボリックな話であり、そのまま実践する必要などないともいえますし、実践する人もいるということです。

古代日本の「タマフリ」は死者の残したエーテル体を吸い込むこと

　アフリカのライオンは野菜を食べません。草食動物の腸を食べることで吸収します。つまり横取りです。

　私たちは食物を素材からは制作しないで製品を食べます。あるいは大高酵素というのがありますが、これは酵素を飲むことだから、消化プロセスを省いたものです。このように、一番下からの経験というのをしないで、初期段階を誰か他の人に依頼し、ある程度加工されたものを横流し的に摂取する場合もあるのです。

　グルジェフの生きとし生きる図表によると、大天使は人を蚕食します。人は無脊椎動物を蚕食します。この食するというのは、体験した内容も一緒に体内に入れることです。

　生まれ変わり体験も同様で、例えば、古代日本ではタマフリというのがあり、これは空中にいる死者の残したエーテル体を吸い込むことも含まれています。この場合、死者の体験を取り込んでいきます。肉体からエーテル体を生成するのではなく、空中にあるエーテル体そのものを取り込むのです。すると、その他者の経験がそのまま取り込まれるということです。

　そのためには、この吸収したエーテル体を「これは私」と思わなくてはならないし、同化しなくてはならないのです。

　外国人が日本人の「活造り」を嫌うのは、このエーテル体を吸収したくないからです。物質的な素材は吸収しても、その上位にある生命的な実体を取り込むには一体化が必要で、排他的な精神はそれを嫌うという面があります。

　空気中から死者のエーテル体を吸い込むには、その個性や殻を一度打

ち破らなくてはなりません。そうしないと堅い米のように消化できなくなってしまいます。生前の個性の殻を打ち破って、無形の素材にしてしまえば、それを吸収することができます。しかし疲れ果てた食物よりも、まだ元気な、堅い殻を持つものを食べるのを好む人がいます。その場合、胃の中での戦いが展開されますが、結果的に堅いものが疲れ、柔らかくなった段階で、吸収・一体化されます。

人格の境界線がはっきりしない人は自分と人の体験が混ざり合う

　前世の数が少ない場合、この「横流し」をして、自分では肉体からの叩き上げのような経験をそんなに多くしないというケースがあります。そもそも私たちは経験そのものを直接受け取ることのできない場合もあるのです。何かを体験している時でも、目の前を見ているよりも、自分の想像の中の物語を見ているだけの場合もあります。

　前世の記憶としては、感じたものしか受け取らないので、他の人と共有されていたり、混同したりすることも多いと思われます。

　私が高い塔に住み、鳥の羽のついた靴を履いている時、それは大地に接触していませんでした。こういう場合、いくつかの前世をスキップしていて、その代わりに誰かが体験し、そのエッセンスを腸から取り込んだような状態であることを示しています。少なくとも、三つあるいは四つくらいはスキップしているのです。

　また、親しい人の体験を自分のことのように感じると、この記憶は混じり合います。人格の境界線がはっきりしない人は、自分と人の体験が混ざり合うのです。つまり、72年型の人型というのはあんがい堅くなく、中には、もっと広いケースもあります。

ブッダのオーラはインドのサイズがあったといわれています。このブッダフィールドは、インドにいる人の経験すべてを自分のものとしているのです。

　冥王星の公転周期は250年前後ですが、これは72年型の人型を3人分か4人分溶かして集めたものです。冥王星や海王星意識は、人格の輪郭が曖昧で、それは人の経験を取り込むことも多いのです。

前世体験においても要点だけを見る人 すべてをみっちりと見る人がいる

　私が回転ドアを見ていた時に、回転ドアの一つが正確な60度になっておらず外にはみ出していて、横に干渉しているのを発見したことは既に説明しましたが、一つのドアは、魂の1日としての72年を1単位として4倍に当たる288年前後だとすると、それは冥王星の周期に少し似ています。

　はみ出している場合には、規定の分量を超えて、経験を取り込んでいるのではないかと思います。それとは逆に、時間経験としては、肉体的な体験時間をスキップしていることも意味しています。

　読書する時に、はじめからみっちり読む人がいます。その一方で、フォトリーディングとかスキミングなどで飛び飛びに読む人もいます。

　前世体験も同じことがいえます。書物はアカシックレコードのことだと考えると、要点だけをたくさん読む人がいる一方で、1冊をじっくりと読む人もいるわけです。エーテル体に意識を合わせていたり、アストラル的なものに合わせていたりする場合、そもそも肉体的な体験が「見えてこない」ものです。もし、その人が大天使レベルの意識に入ると、個人としての前世は認識せず、情報は入ってきません。

Lesson 36 体験のスキップ

スキップするということは クラスター内の他人の体験を共有したこと

　スキップするということは、マップを自分の足できっちり埋めているわけではないということになります。マップは、人によって歩み方が違います。全員が歳差の単位の中で、360回生まれているわけではないのです。

　これは、自分は体験していないのに人の体験を吸い込んでいるという意味ではありません。クラスター内の他の自己の体験を共有したという意味です。同じクラスターの人は、同じようなタイミング、同じような感じ方をします。そのため、それを吸い込みやすいのです。

　本を読んで体験したつもりになっている。これは肉体的な生存としては間違っているように見えるかもしれません。しかし、実はそう断定はできないのです。というのも、読書も体験そのものだからです。

　映画を見た。

　ネットを見た。

　人の話を聞いた。

　本を読んだ。

　これらも体験です。小説を読んだり読書したりすることは、実人生の体験ではないという考えもありますが、実人生の体験も夢見の中で行われているので、人によって吸収しているものがあまりにも違います。

　私は海外旅行に興味がなかったので、海外でも観光をしないで、ホテルで文庫本を読んでいました。だから私には海外旅行の思い出は他の人よりもぐっと少ないです。重要なのは、自分が体験したことではなく、地表を包み込む鞠がどのくらいまとまってできたかという点です。

　また自己という意識の境界線が広い人、狭い人の違いによって経験は大幅に違ってきます。生まれ変わりの数はさまざまなのです。

Lesson 37

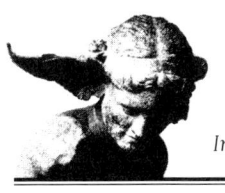

Integral Hypno Self-study Manual

上から下に降りる魂

🌀 どのような靴を履いていたかを確認することで前世のボトムイメージまで入り込むことができる

　ヒプノセラピーは、一度上空に上がって、今の自分の人生という世界卵の領域の原初に戻り、また違う世界卵の中に降りていくというかたちで前世を探査するので、明らかに、人間の存在というものは上から下に下降すると考えており、原始的な存在から進化するという進化論的な考え方ではないことを明言しているといってもよいでしょう。

　物質的な人生はさらにそこから四つの元素のような領域に入り、時々、危険な賭けとなります。深い部分に入り込んで、上位の存在からすると、見つからない場合があるからです。これはより下の物質密度の高い重たい次元に分割されて入り込んだというだけではなく、法則の断絶する空間に入り込んだからです。

　その場合、戻ってくるのにとても時間がかかります。

　岩の中に生まれたことがあると豪語した人がいましたが、これは四つの中では土の元素に当たり、硬い殻に閉鎖されるので、通信のできない場所に閉じ込められたような感じかもしれません。ゆっくりゆっくりと戻ってくることになるでしょう。

前世を探査し、特定の前世イメージの中に入った時、その際に靴はどんなものを履いているかを確認することで、その前世のボトムの部分まで入ってイメージを固定することができます。

　人間の心身は複数の振動を持っていて、これらの総合で人が成り立っているのです。人間だけでなく、すべての生き物は、宇宙の中にあるすべての次元の要素を内蔵しています。生命圏の違いはたんにその比率が違うというだけです。

実人生とは重たい物質肉体を「碇」にして地球に引っ張られること

　世界卵の頭はより高い非物質的な次元に関わり、足元は最も低い次元の物質的な濃密さを持つところまで浸透し、そこまで降りていけば、その人の精神内容や夢とか幻想などの領域だけでなく、もっと実体感のある感覚まで入ることができるので、靴を見るのです。

　この複数の次元というのは、高次な思考⇒高次な感情⇒動作・本能という思考よりもハイスピードな意識⇒明るい感情⇒通常の思考⇒暗い感情⇒動物磁気や気（エーテル物質）⇒光・磁気の振動⇒火⇒空気⇒水⇒肉⇒植物⇒鉱物⇒金属というふうに連なっています。

　これらが総合されて一人の人間の活動が成り立ちますが、意識の重心は全部にまたがるわけではありません。意識していないところは高次な思考や高次な感情、そして下の無意識に働く領域も意識はできないのです。

　意識できるのは、こういう広い帯域の中で中層に当たる一帯のみです。しかし、この中層を成り立たせるためには、上と下の領域が関わる必要があります。また中層にも幅があり、「私」という意識はいつも同じ位置にいるわけではありません。高揚したり低下したりしています。

靴は、この中で植物あたりに重心を持つ領域かもしれません。木靴とか、植物素材のサンダル、草履などは軽い方に入ります。もちろん、そんなに細かくいわなくてもよいのですが、もし私たちが前世探索で、高い次元の上空まで上がり、そこから思考の領域までしか降りていかなかった場合には、その前世の存在の思考の中を歩き回ることになり、目の前に何も見ていなかった、ただ考え事だけを探索したということになります。実際にはそういう人生を歩んでいる人もいます。

人の実人生というのは、ぐっと重い物質肉体を「碇」にして、この地球世界に引っ張られて成り立っているのです。高次な思考や高次な感情領域は前世などではなく、今の私たちとさらに前世・未来の私というものを貫いて続いている要素で、そこには過去も未来もありません。

下に行けば行くほど、限定され、固体化します。肉体的な個人としての私ということを考える時には、靴まで降りていかなくてはならないのです。

磁力のある身体に引き寄せられるようにして肉体の組織が集まってくる

右の図は人間存在の構造です。

高次な思考や高次な感情は個人の所有になるものではなく、それは霊統とか魂のグループで共有されています。

高次な思考は大天使であり、高次な感情は小天使といってもよいでしょう。私が出雲族であるといわれ、

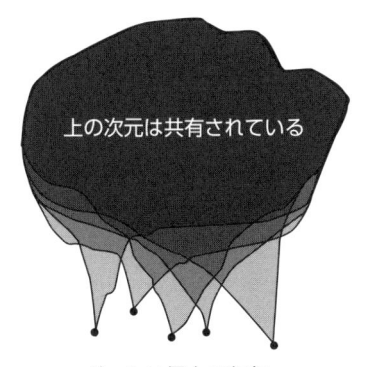

上の次元は共有されている

ドットは個人の存在

Lesson 37 上から下に降りる魂

その後調査した続きですが、筒のようなものがアフリカの方から日本へ伸びて、それは日本列島にそのまま沿っているように見えました。この筒のような雲のようなものから、下に向かって、木の実がなるように人の顔が現れました。

　私は、出雲族という固有名詞でいわれたのはその時が初めてなのですが、この筒状態で日本に来たというものは知っていましたし、そのルートそのものが民族移動の流れであることも知っていました。

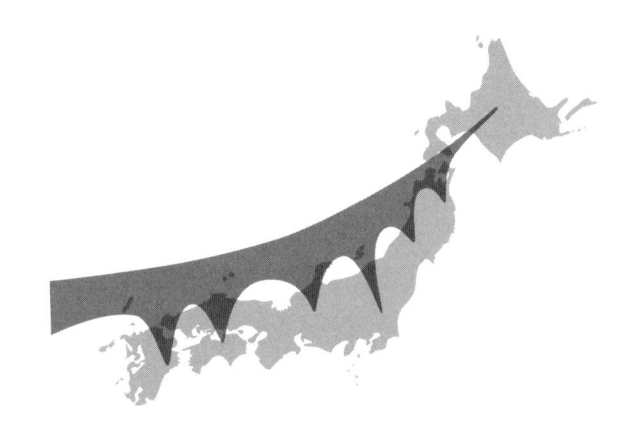

　これは民族が移動してきたのではなく、個体を統合化した霊統が人間のかたちになる前のかたちで、そのままアームを伸ばしてきて、日本に達したということなのです。民族の移動は、それを時間の中で順番に再現した、あるいは追従してきたと考えるとよいでしょう。

　磁力のある身体の鋳型があり、そこに引き寄せられるようにして肉体の組織が集まってくるのと同じく、細胞となる人々が集まり、この筒を再現するのです。

　テレビで、東南アジアで龍が出現するという番組を見たことがあります。コウモリが集まって、全体としてうねる龍のようなかたちをして空

を飛んでいる光景です。この場合、コウモリというところだけを見れば、龍は存在しないことになります。しかし、龍が磁力ある何かだとすると、コウモリはその細胞となって、そのかたちを物質的な方に降ろしてくる役割を果たしていると見ることができます。統括しているのはこの見えない磁力的なものであり、コウモリはその手足になっているということです。

　肉体に同一化して、肉体をメインに考える人はやはりコウモリを中心に見て、それらが龍のようなかたちでうねるように飛ぶことを偶然とみなすかもしれませんし、コウモリとコウモリの横の関係性のみに着目して、それらを統合的に龍のかたちにしていく磁力のことを何ら考慮に入れないかもしれません。

　人間には独立心があり、自由に動きたいから、このコウモリのようにより高次な思考や高次な感情などの細胞となって働くことを選ばないのだと断定するのは無理があります。実際にはそうしていても、そのことに意識が及ばないだけなのです。

　目の前のことだけを見ている場合には、全体として予定通りのところに向かっていても、そのことを自覚はしないのです。

H６の大天使の枝が伸びて
H12の小天使が誕生する

　一つの民族には一つの大天使がいて、この大天使すなわち民族なのだというのはシュタイナーの説ですが、グルジェフの水素式には、大天使であるH６の意識に入ると大陸を移動する雲のようなものが見えてきます。そしてこの雲を細かく見ると、小さなドットで構成されており、このドット一つが人間ということがわかるのです。

もっと正確にいえば、大天使一人がいて、それがいくつかに分岐した枝を持ち、この一つの枝が小天使なのです。小天使はＨ12でこれは高次な感情に相応します。

　そのため、私の出雲族という時には、出雲族を統括する、あるいは創始する大天使は場所を移動しておらず、この中心点から日本へ小天使群という腕が伸びてきたと考えるとよいのです。

　出雲族というのは、言葉の上でのものかもしれません。雲から出るというふうに、この日本列島にやってきた黒い雲のような固まりから、下に釣り糸を垂れるように人が生まれてきたと考えることもできます。この場合、大地の低い振動密度の物質と深く関わらないことには大地と接触できず、靴も手に入らないことになります。

　さまざまな存在状態がありうるので、物質的な肉体にまで降りてこないことを選択した存在もいるはずです。それは空気の中に住み、気配として現れますが、物質的には見えないのです。具体的な感覚は持てないが、しかしより広い、複数の人が共有するような集団意識として働くことができるわけです。

上から下と下から上が出会い交流したところに人が存在する

　西洋占星術では、地球にまで十分に着地しておらず、月の軌道に留まり、空気の中に住む領域を「リリス」と呼びます。それは月の遠地点として計算されています。

　リリスは、キリスト教では邪悪なものとみなしています。というのも、物質にまで降りてこない意識は、時間体験の中での新陳代謝がないので、感情や思いは変化しません。そして特定の地域の感情をずっと保ち続け

るわけです。そのような存在は、独立的な人間の生き方に対して、夢の中でささやきかける魔物のようなものだとみなされていたのです。

　体内に、植物・鉱物・金属などを少しずつ増やすことで、存在は肉体的に降りていきます。そして、集団や民族から個体というピンポイントに、意識の焦点が「降りてくる」ことができます。次第に肉体の周囲のことしか見えなくなり、地域全体を包み込むようなものには鈍感になります。

　低い物質というのは、分割されているために、意識が細分化されており、その周囲のことしかわからなくなるのです。隣にいる人の気持ちさえわからないのです。

　人間存在を考える時に、このように上の次元から降りてくるものと、猿から人へというふうに下から上に上がって進化していく、ちょうどチャールズ・ダーウィンのような考え方があります。人は神から生まれたという考えと、人はモノから生まれたという考えで、これはまさに対立した考え方ですが、最も現実的に考えるのならば、この上から下、下から上というものが出会って交流したところに人の存在というものがあるのです。

　降りなければ上がらない。上昇したい意志は、有限性や限定性が高いので、自力でその目的を果たすことができないのです。上から降りてきたものが自己を分割することで、下から上がるものを誘導できるのです。

タロットの「吊られた男」が表す
下に向かって人が生まれてくる図式

　昔、「ユダヤの十二支族」という話が話題になりました。
　彼らは姿を消したのですが、それはどこに行ったのか。

しかし、2万6000年周期の意識は、2200年の意識に12分割し、さらに300年前後に7分割され、その4分割が人としての72年型意識であるという考え方からすると、大天使が統括するどんな民族も12支族になり、その後もっと分岐します。そのため、あらゆるグループに適用できる話で、またどんな個人も、どこかのクラスターに所属しているので、ユダヤの十二支族の話題も、そんなに珍しい話ではないのかもしれません。

　共有された民族的な雲から、下に向かって人が生まれてくるという図式は、タロットカードでは「吊られた男」に似ています。

　集団魂としてのクラスターは、動作・本能の振動の領域まで降りてくると、次第に個人化します。しかし、ここで「本能」という言葉が入っているように、ここでもまだ共有されているものがたくさんあります。

　「これは私のもの」という言い方ができないのです。やはり、個体というアイデンティティを作るには、これが肉体という植物・鉱物・金属などを含む、極端に限定されたものに深く同化しなくてはならないといえます。

　「吊られた男」は、生命の樹では、下降する右の柱に属しています。左右対称で、左の柱は「運命の輪」ですがこれは種々の世界のサイクルを意味します。そのため、組み合わせとしては、特定の時間サイクルの中に、上の次元から降りてくるという考え方もできるでしょう。

　人という存在は、72年で1回転のサイクルにまで降りてきたものです。小天使ならば2200年単位まで、大天使ならば2万

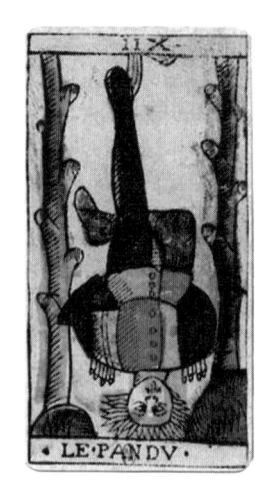

6000年サイクルに吊り下がって降りてきたと考えるとよいのです。

　生命の樹はインドのチャクラを左右に陰陽化して、さらに詳しくしたものだと考えると、「吊られた男」のパスはゲブラーからホドなので、これはのどのヴィジュダチャクラから、へそのマニプラチャクラに吊り下がってきたとみなすことができます。意図は意欲へと降りてくるという意味です。意図が言葉にされていく段階ともいえます。

　もちろん、これは個人がもっと物質的な肉体のアイデンティティに同化していない状態で発信されると、複数の人に共有された意識の働きになります。個人として肉体に閉じ込められ、直線的な意識、すなわち始まりと終わりがあり、ここからあそこという生き方に閉じこもると、自分が言った、自分がこう思った、自分が考えたというように思うようになるわけです。

外部的に「出会う」のではなく個体の生成の奥に「いる」

　出雲族の元をたどる探索をした時、漠然とスサノオらしきものを見ました。出雲族の帯の初期の頃に、スサノオが混入されているのです。

　スサノオの胸と肩から生まれた子供が宗像三女神（むなかたさんにょしん）です。私は江ノ島神社に行って祈祷を受けた時に、はっきりと弁財天に出会ったという明確な感触があり、またヘミシンクをしている時、かなり長い間、この３人と接触していたと思いますが、これは「出会った」という言い方は正しくないでしょう。

　つまり、出雲族の雲の中に、構成要素として、小天使の位置に宗像三女神がいて、これはこの出雲族の支流に共有されているので、自身の中の高次感情の領域に含まれているということなのです。そのため、この

Lesson 37　上から下に降りる魂

種族というクラスターに属している人はみな共有しているものです。外部的に出会うというよりも、個体の生成の奥に、それがいるのです。

この時、私だけが会ったという人がいたらそれは言動の矛盾です。「私だけ」というのは、個体を示しており、ここにしかいない肉体を持つ私ということを意味するのならば、この個人の領域の一つだけに弁財天が接触することはありません。それは同じファミリー全員に共有されているからです。

「私だけ」ということにこだわると、この弁財天との接点はむしろ希薄になります。つまり個人は雲から出て、下の方にどんどん追いやられ、やがては元の雲とつながりを喪失して、地上のどこかに行方不明になります。

動作・本能のレベルに意識がいくことで物事を統括的に考えることができる

「私は他の人と違って、この天使とつながっている」という言い方は、「私はこの天使と接続がされなくなりつつある」ということと同義語です。もちろん、千人いると、同じ存在が接触していても、それぞれの経験やイメージを使うので姿やかたちは違ってきます。アニメが大好きな人は、アニメの登場人物のような姿で出現するので、タキツ姫やタギリ姫は少女戦士のような姿に変わってしまうかもしれません。宇宙人が好きな人は、宇宙人の姿でやってきて、実際のオリオンの三つ星の方向から来た存在に変わるはずです。

もし、その人が、この出雲族よりももっと前の源流の意識にまで遡れば、出雲族そのものが成立しない根源的な領域にまで戻ることになります。そしてそこから、違う族に降りることもできるはずです。

果てしなく上に行くと、この宇宙が存在しない前の等級にまで至り、またどんどん降りていくと岩や金属にまで降ります。個人としては、どこか一番フィットする場所に定位置を決める必要がありますが、これはみな同様ではありません。

　一人の地味な勤め人というレベルでは、一覧表の通常の思考のレベルを重心に。また多くの人に賞賛される成功したビジネスマンのようなものになるのなら、その一つ上の動作・本能レベルの振動に重心を置く、というよりは置こうという意欲を日々かき立てることで成り立つのです。

　私が毎日走り、また多くの走る人がいうように、走っている間は素晴らしいアイデアが生まれ、物事を統括的に考えることができるようになるという意識状態は動作・本能のレベルに重心が移動したことを表しているのです。

モーエンとの対談で話したバスは西欧から伸びてきた大きな筒を表している

　モーエンと対談した時に、モーエンのバスに間違えて乗ったという話をしました。このバスは「途中下車不可」と書いてありました。

　バスは、この出雲族の西欧から伸びてきた大きな筒と同じようなものです。途中下車不可というのは、降りる場所が決まっていて、それ以外の場所で降りてはならないということです。つまり、決まった場所以外では、この雲のような筒から個人として生まれてきてはならないということを意味しています。

　それは特定の場所でなくてはならないのです。地球での特定のポイント、すなわち規則的な幾何図形を描くようなポイントに着地してくれということです。個人は雲のような筒がより小さなサイクルの場所に、杭

を打つように生まれてくるので、それは均等であってほしいといえます。
　これはそれぞれの次元においての「魂の分割数」というものに関係しますし、また惑星グリッドの編み目の密度によります。グリッドの分割数が細かいほど停車駅は増えていきます。高速なバスは停車駅が少なく、低速なバス、つまりよりマルクトに近いクラスターは停車駅が多いといえます。

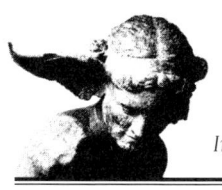

Integral Hypno Self-study Manual **Lesson 38**

石を使うことの意義

振動が上がれば具体性は薄くなり物質密度は濃い 振動が低くなれば具体的なことにこだわる

　靴を見ることで、また、人として生まれた時に、肉体に植物・鉱物・金属などを含むことで、肉体は輪郭が明確になり、また個体意識も、狭い範囲で濃厚に働くことができます。

　しかし、私たちが直接植物・鉱物・金属に同化しているわけではありません。これらは同化できない暗闇、人の意識としては地獄に近いものです。その負担に引っ張られることで、意識に闇と限定性が生じ、それでやっと個体として、時間と空間の中に限られた存在として、上から杭のように地球に打ち込まれることができるのです。

　物質の肉体の上にエーテル体がありますが、これは一覧表の中で、動物磁気のあたりの振動に当たります。このイメージの中に、実生活とか靴のイメージが再構築されていますが、決して現実の靴ではなく、シンボリックな靴という記憶がそこにあるわけです。

　もちろん、振動が上がり、エッセンスの度合いが高いほどに、この具体性は薄くなっていき、また物質密度が濃くなり、振動が低くなるほどに、具体的なことにこだわり統合力を失うことになります。

このエーテル体としての振動を持つ動物磁気は、人体では、太陽神経叢(たいようしんけいそう)、腰やへそあたりに集まっています。

生命の樹とインドのヨガのチャクラは同じものを示していて、生命の樹はそれをもう少し細かく陰陽化させたものです。

貯水池の水がスワディスタナチャクラならば叩いてできた波紋がマニプラチャクラ

タロットカードの「吊られた男」のパスは、のどのヴィジュダチャクラからへそのマニプラチャクラまでですが、マニプラチャクラは能動的に発信されるレベルで、エーテル物質が貯水池のように溜め込まれた場所は、そこから一つ下のスワディスタナチャクラとなります。この池の水を叩いて火の振動が発生します。この水がスワディスタナチャクラのイメージで、叩いて波紋ができたのが火のマニプラチャクラです。

鏡のように、上の方ではサスハララチャクラ、アジナチャクラ、ヴィシュダチャクラというプロセスが進み、アジナチャクラがイメージの中を探り、明確な意図を打ち出した時、ヴィシュダチャクラの意図が始まるわけです。それは下では、スワディスタナチャクラの池から、マニプラチャクラの火が、あるいは池中からの剣が持ち出される過程が進行することになるのです。

膨大な可能性の宝庫は、上ではアジナチャクラ、そして下での鏡像的対応のチャクラはスワディスタナチャクラですが、そこから、任意の刺激を取り出すヴィシュダチャクラとマニプラチャクラの火の領域は、絶え間なく揺れ動いています。水は凪いでいるが火は揺れています。

- サハスララチャクラ
- アジナチャクラ
- ヴィシュダチャクラ
- アナハタチャクラ
- マニプラチャクラ
- スワディスタナチャクラ
- ムラダーラチャクラ

Lesson 38 石を使うことの意義

鉱物の三つの層のうち
私たちが見ているのは最下層のボディだけ

　人間はこの点ではとても不安定で、じっとエネルギーを備蓄するような立場にはありませんが、エーテル物質の安定した備蓄をする目的にぴったりのものがあります。

　それは「鉱石の高自我」です。

　どんな存在も、その中に三つの層があり、カフナ式にそれは高自我・中自我・低自我といわれています。グルジェフ式に言えば、何に食べられているか・存在そのもの・何を食べているかという三つの領域です。人間は、大天使に食べられていて、そして動物や植物などを食べています。鉱物の三つの層は、動物磁気・水・鉱物の硬いボディの部分となります。私たちが見ているのはボディの部分だけです。

　鉱物の高自我は動物磁気と同じ振動で、高自我である以上、鉱物はそれを固定し、自分で自由に采配できず、喜んでその食糧になりたいと思っています。つまり、常に求めているものなのです。そのため、鉱物はその領域において、すなわち「気」の部分では固定された振動を持ち、決してそれを変えようとはしません。

　しかし人間は、その動物磁気を低自我とみなすので、自由に増減させ、時には興味を失い、違う種類にどんどんと変化させていきます。気ままに毎日違うものを食べているというものと同じ態度です。実際に食べているものが偏ると、同じことばかりして、興味もまた同じことにしか向かわないので、日々違うものを食べるのが理想といえます。そうすれば地球環境の中にあるバラエティのあるものをたくさん見聞きし知ることができるからです。

自分の高自我については見ることも対象化もできない

　前世が未来世も含めて合計七つで束になっているとしたら、これらを行き当たりばったりに探索するよりも、ある程度分類して、何度も探索する時に、索引を持っておくとよいでしょう。というのも、七つの前世というのは、実際に生まれた数ではなく種類だからです。ですので、このうちの一つを数回体験しているというケースも多いことでしょう。

　うまくいかないのならば、また試みるはずです。四元素の統合ができないのならば、何度でも試みるはずです。

　鉱物の高自我は特定の個性に固執し、それを決して手放しません。この個性は、鉱物からすると実は「無色透明」の「無」です。

　七つの音は最終的に太一になり、またそれは上位の七つのうちの一つということからすると、下から見て無のものは、上から見ると特定の色となります。

　私たちは鉱物をいろいろな個性の違う・異なる色・異なる波動のものと識別しますが、鉱物自身からすると、高自我は無の太一でもあります。鉱物は自分がたくさんの個性の違う鉱物の中での一つということを認識しません。目指しているのは究極の太一原理ですが、それは私たちから見ると、真っ赤の色をしていたりするということなのです。

　私たちは肉眼で鉱物を見ると、その殻の部分を見ます。また、目をつぶってエーテル物質を見るレベルに入ると、今度は鉱物の高自我の部分を見ます。私たちは自分の高自我については見ることはできませんし、対象化できません。反対にその意識から対象化されている存在です。

　しかし、私たちよりも振動が低い鉱物の高自我ならば、私たちはそれを対象化して見ることができるのです。モノしか見ていない人には、こ

の鉱物の力がわかっていないし、実感もできないことでしょう。ひとたびθ波状態に入るとこの強烈な力がよくわかるはずです。それは動物磁気を集める電池のように働くのです。

人は見た目と違うと思うのなら石も見た目と違う面があるかもしれない

石の波動を分類するのに石の色で見る方法がありますが、これは物質的な色のことであり、これがエーテル体、すなわち鉱物の「高自我」の顔とは限りません。

人は見た目と違うと思うのなら、石も見た目と違う面があるかもしれないのです。トランス状態に入って、石に聞くというのもあります。私は、ミネラルショーで人ごみを気にもせず、店の前に陣取って石に聞いている人を見たことがありますが、それはちょっと迷惑な話です。

何にしても動物磁気や気、エーテル体のものは全部非物質なので、非物質を科学的に調査することは無理があります。むしろ、伝説とか神話、伝承などを頼りにした方がよいでしょう。それは高次な振動に、言葉やイメージなどが追従して作られものだからです。その方がよほど正確だといえます。

思考は調整されれば、高次な感情の部分的な受け皿になりえます。「吊られた男」のカードのように、ある場所に行くとどうしてもいつも同じことを考えてしまう。ある石を持つとどうしてもあることを思い出す。

下から見るとそれは曖昧で確かなものに見えないのですが、上から見ると、自然な成り行きというものもあるのです。

前世体験の７分類を、七つの石に当てはめる時に分類法として、惑星と合わせるとよいでしょう。石屋さんの「はにわ石」のサイト＜http://

haniwa.ocnk.net/＞から引用して紹介します。

太陽	オレンジルチルクォーツ、クリード石、シトリン、ペリドット、トパーズ、ヘリオドール、オレンジカルサイト
月	セレナイト、カルセドニー、ムーンストーン、シルバー、アンフィボールクォーツ、ミルキークォーツ、キャンドルクォーツ、オケナイト
水星	ターコイズ、ブルーレース、シナバー、エメラルド、ヒデナイト、クリソプレース、カヤナイト、エンジェライト
金星	ローズクォーツ、アマゾナイト、クンツァイト、コッパー、プレナイト、モルガナイト、マラカイト、クリソコラ、ピンクオパール、ピンクカルサイト
火星	タンジェリーナ、ヘマタイト、ルビー、カーネリアン、ダイヤモンド、スピネル、インカローズ、ロードナイト、パイライト
木星	キャシテライト、アメジスト、十字石、アメジストカテドラル、レピドライト、ルチルクォーツ
土星	フローライト、ガーデンクォーツ、ガレナ、バナディナイト、オブシディアン、サファイア、カルサイト、セラフィナイト、アキシナイト、デンドリッククォーツ、アパタイト

　試行錯誤で、この中から自分の気に入ったものをセレクトするのがよいのではないでしょうか。
　ところで、どうしてここには、通常の西洋占星術で使う天王星や海王

星、冥王星がないのか疑問に感じる人もいるかもしれません。

　前世を、肉体を持った人生とみなした時に、単位は72年単位のプラトン日が基準になります。これに最も近い公転周期のものは天王星で84年ですが、これでも72年よりも長く、つまり、天王星は比較的人の一生の単位に近いのですが、海王星や冥王星はもっと公転周期が遅いので、個体意識としてとらえきることができません。

　そこからはみ出してしまうということは、もっと大きなサイクルのボディを見る時の架け橋になるということです。架け橋にはなりますが、しかしそれは前世というフォーマットを持ったものではありません。

　例えば、冥王星は公転周期が260年前後ですが、これはマルクトの四元素を四つ合わせた288年に比較的近く、そのため、イエソドの卵の寿命は、わりに冥王星の公転周期に似ていると考えることもできます。

　ある話では、マヤ族は冥王星の公転周期のサイクルで遷都していたといわれていますが、土地との契約が切れるのは、マルクトの四元素が完了した300年弱とみなしてもよいのかもしれません。

社会的立場を確立するには
ちょうど土星の周期と合致する

　72年型意識の中で、つまり人型の生活の中に入り込み、社会の中で立場を作り、また仕事をして業績を上げたいという意識は、土星の周期29年サイクルに等しいのです。だいたい20代半ばで就職し、定年退職まで30年くらいだとすると、まさに土星の周期といえます。

　人型としての卵の内部、さらに四分割された人生の中で、細かいサイクルのものや細かい価値観のものは、こうした惑星の公転周期を基準に考えてみると、より細分化されてわかりやすい地図が出来上がります。

個体意識から解放され、複数の人を結合する架け橋の天体としての海王星と冥王星は「人の輪郭をなくす」というテーマでならば使いやすいのですが、前世探索では特殊な作用に見えます。ですので、ここでは除外した方がよいでしょう。

　前記の7種類、あるいはこのリストにないものでも、波動的に確認できたらそれを選び、この石のトーンの助けを借りて、7種のホログラフィの中に入ります。この場合、太陽が示すものは今の人生です。

　西洋占星術で使われる太陽は、実は、太陽ではなく、太陽に目を向けた地球のことです。地球は公転して太陽の周りを回っています。ですが、まるで太陽が回っているかのように見えます。しかし、1年で回り終えてしまうようなせわしない太陽はありません。

　今の人生の全貌を見て生きている人はあまり多くはありません。それは土星から手を離した段階で、つまりは、停年退職し70歳代になると土星の示すような周期の意識にしがみつく価値観が消えていくので、その時にわかってくるものです。

　それを探査するために、わざわざ太陽の石を選んで試してみるというのもあるかもしれません。

「タマフリ」は魂がふらふらとする日本人特有のものといえる

　この石を持ったまま、リラックス・呼吸法・世界卵作りをしてもよいのですが、石にもう少し力を蓄積した方がより効果的です。トランス意識に入った時に意識が切り替わってしまい、それまで考えていたことをうっかり忘れたりするので、その時には鉱物の波動的誘導力はそうとうに安定しているとみなしてもよいでしょう。それは私たちのへそから腰

と共鳴します。

さらに石を活用する手段として、日本的な伝統に関わる「タマシズメ」と「タマフリ」がよいのではないでしょうか。日本人の魂は身体から浮遊してふらふらと歩き回る癖があるのですが、それを捕まえて身体の中にしっかりと根づかせるのを、タマシズメ、すなわち魂を沈めるといったのです。

シュタイナーによると、西欧人はとことん物質的な生き方が好きで、決して物質とか肉体からは離れたがらないといいます。それなら、西欧人にはタマシズメは不要といえます。その点では、タマシズメは日本的な必要性から生まれたのかもしれません。それは72年型意識から溶け出してしまい、そのまま海王星とか冥王星が示すようなロングカウントの意識に乗ってしまうということです。

私は出雲族の雲を見ていた時に、笑顔の女性が、この雲の中から顔を出した光景を見ました。つまり、上から分割して降りてきたのが人間ならば、物質に対する興味と意欲を失ってしまうと、下に引っ張る引力を失って、そのまま雲の中に回収されてしまうのです。

トータルな月と本来の月の回復
七つの月があれば破損しない

私は1999年に、変成意識の中で大きな怪物のような生き物に出会いました。それは冥王星に乗ってやってきたと考えてもよいでしょう。

冥王星は太陽系と外宇宙の境界線にあり、そして260年前後の公転周期を持つので、イエソドのエーテル体がキャッチできるような生命体と考えてもよいのです。

この怪物と関わる限り、自分の今までの月作用は破損することを実感

したのです。トータルな月と本来の月の回復。つまり地球の周りを七つの月が回転していれば、破損しないと思いました。

　月の部分で私たちは宇宙法則から逸脱します。そのため、この怪物の聖なる侵入に対して平和的に受け止めるには、受け皿の月の断絶を埋めて、上位の宇宙法則がそのまま入り込めるような構造にしておけば、私は「下の身体」が壊れなくてすむと思ったのです。

　ここでは、今まで通りの肉体的な生き方をしているのならば、この怪物と縁を切らなくてはなりません。ですが、関係を続けるのならば、今度は断絶を生み出す下の側を調整しなくてはならないのです。

　この怪物に非常に似た匂いを持つ場所は、諏訪大社の下社秋宮です。たまたまそこに行った時に、あまりにも匂いが似ているで私は驚きました。

　怪物といっても、これは古来より龍といわれているような姿をしていたので、日本人の血筋に内在しているもの、つまりアマテラスとかプレアデスとかに関わる種類のものです。ただし、こうした宇宙系で考えるならば、オリオンやプレアデス、シリウスなどがみな連合しているという意味で考えなくてはなりません。というのも、地球人を生み出すための、その手前の七つのステップの中にこれらがあるので、等しく母体といえます。

　これは太陽系の太陽の源流になる、グルジェフのいう全太陽、すなわち七つの太陽という区分です。

ノストラダムスの大予言の1999年の8月　　外宇宙から第五元素的なものが降りてきた

　私の出会った龍は強いて名前をつけると諏訪大社の伝承の通りに、八坂刀売神ということになります。

諏訪大社のミシャグジの蛇は、三輪山のオオモノヌシの蛇と共通で、つまりは元出雲のアームに等しいものであり、これはしばしば太い柱にも例えられるとみなすと、私が遭遇した黒い龍も、その関係ということになるはずです。たぶん、こういう系列の人々は、物質や動物から成長して人間が生まれてきたなどという下から上の進化論思想は持っていないので、うっかり手を放すと脱魂してしまうことでしょう。

　この黒い龍に1999年に出会ったというのは、なかなか興味深い暗号かもしれません。というのも、ノストラダムスの大予言で1999年の8月の日食は、大きな出来事が起こると噂されていたからです。

　西洋占星術でいえば固定サインの牡牛座・獅子座・蠍座・水瓶座の中点近辺でグランドクロスができました。冥王星はそこから離れており、つまり、四元素が整列して中空に穴が開き、そこに第五元素的な力が、冥王星を通じて外宇宙から降りてきたとみなしてもよいのです。もし、このグランドクロスがなかったら四元素の均衡が取れないので、外宇宙から第五元素的なものが降りてくる現象は起きにくかったといえます。この時に、何か種が植えつけられたのです。私のビジョン中では、惑星ニビルに乗ってアヌンナキが来るように、冥王星に乗って黒い龍がやってきたのです。

　冥王星はイエソドよりも上との通路かもしれません。

魂を振って力を増やすタマフリと出した魂を身体に鎮めるタマシズメ

　タマフリは魂を振ることで力を増やします。肉体の中に閉じ込められた魂は振ることができません。一度外に出して振り、そしてまた身体に沈める（＝タマシズメ）のです。このタマシズメとタマフリを合わせて

「鎮魂」というのです。

　タマシズメとタマフリに関して、古典的な書物ではなく、わかりやすいポップなものとして玉元陽子の『たまふりと開運の法則』（愛育社）を参考にしてみます。

　基本的には、エーテル体である自分の体の一部を外に出して、それを石の中に込めていくのです。そうすることで、石の中に込められたものは分身的な役割として、またはセンサーとして働くことになります。

　エーテル体というのはべたべたしたくっつきやすい素材といえます。へそから伸びたエーテル体の触手は、カメレオンがエサを見つけるとそこに向かって飛び出す舌のようなイメージです。そのようなエーテル体の気の筒がへそから出てきて、石の中に自分の分身的な成分を入れるのです。これもまた石の中に「タマシズメ」することといえます。

　ポール・シーリーのフォトリーディングの場合、へそから緑色の光が出て、それが本を包むといったやり方によって、本の内容を読み取ります。同じようにタマシズメでは、そうしたへそから出る自分の一部を石に込めるのです。鉱物にとって、人体のへそに蓄積された動物磁気的エネルギーは崇拝の対象です。石たちにとっては究極な成分ですから、そのようなエネルギーを吸収し、それらを増幅させようとする性質を発揮します。鉱物は手に入れたものを失うことを恐れ、それを大切に保管しようとするのです。

Lesson 38　石を使うことの意義

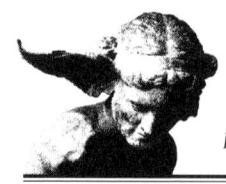

Integral Hypno Self-study Manual **Lesson 39**

エーテル物質はべたべたした素材

へそから伸びるパイプは殻が固いほどターゲットに向かってシャープに飛び出す

　へそから石に向かって伸びていくのは細い繊維のような管です。これは人体の周りの世界卵と同じ構造です。

　卵は内部にあるものが螺旋状に回転しながら伸びていくと筒になります。卵はそもそもより大きな視点から見ると、連続する筒の一部を切り取ったものなのです。また、卵よりも小さな筒を、まるで蚕の周囲の被膜を解くようにして作り出すこともあります。

　もちろん、外側の皮膜は冬至の意味、内側のエネルギーの流れには夏至の意味があります。

　ある方向に飛び出すのは春分点の力で、正確にターゲットに向かう志向性は秋分点の力です。

　へそから伸びるパイプは、このパイプ自体の外側の殻が固いほどターゲットに向かってシャープに飛び出していき、漏れが少ないのです。

　必ず、中の流れと外の流れは反対となり、何かに対して筒を刺すとターゲットからエネルギーが流れてきますが、これは牛乳のパックにストローを刺すと、牛乳の中身がこちらに向かって噴出してくるようなイ

メージで考えていくとよいでしょう。人体を包む卵の外側の外皮が降りていくことで、内側のエネルギーが上がってくるのと同じことです。

タマシズメができたかどうかによってエーテル体が込められたかを確認する

　石と自分の間を、この気でできた糸や繊維、筒でつながる前に、まずは、自分のエーテル体が外に拡大する体験をします。

　モンロー研究所のフォーカス番号でいえば「フォーカス12」に当たり、自分のエーテル体がアイドリング状態から外に広がっていくことを表しています。この外に広がるというのは、自分の体から均等に放射状に拡大する必要はなく、ごく一部だけ細いパイプが外に伸びるだけで「フォーカス12」現象は起き、精神状態が変わっていくのです。

　石の中に自分の分身をへそから筒を出して入れていく場合に、意識状態が変わっているかどうかで、タマシズメができたかどうか、エーテル体を込められたかどうかを確認することができます。

　人体を包む世界卵は、それ自身で安定した状態であるため、新たに筒を作って自分の中のごく一部を外に出した場合、そこで一瞬気を失うような意識の切り替わりが起こります。エーテル体をちぎって、少し小分けしたものを作る時、意識の構成要素に再編成が起こるからです。意識の切り替わりというのは、前の状態とは変わるという点では、そのシフトの瞬間は必ず意識の途切れ、すなわち気絶現象が発生するわけです。

トリモチのように外界のエネルギーを引き寄せて吸い込む

　自分の一部が込められた石をセンサーにして、外界にあるエネルギーをそこに共鳴的に吸い込みます。石を振ることで、共鳴するものが引き寄せられるのです。

　昔、トリモチやハエ取り紙などべたべたしたもので、空気中にある鳥や虫をくっつけていくものがありましたが、そんな印象です。非物質の領域で、べたべたした粘性のあるものを空中で振り回すことでそこに引き寄せられ、付着するものがあるのです。

　このような手法は、日本の古代には頻繁に行われていました。

　例えば、京都の伏見稲荷の縁起です。稲荷の縁起を記述した『山城国風土記』逸文では、伊奈利社（稲荷社）は以下のようなプロセスでできたと書かれています。

　秦氏の祖先である伊呂具秦公（いろぐのはたのきみ）は、富裕におごったあげく、餅を的にした遊びをしていた。その餅が白い鳥に化して山頂へ飛び去った。そこに稲が生り、それが神名となった。伊呂具は贅沢三昧の過去の過ちを悔いて、そこの木を根ごと抜いて屋敷に植え、祀った。

　稲生り（いねな）転じて「イナリ」になった。

　やがてそれは「稲荷」という字が当てられたというのである。

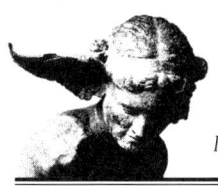

Integral Hypno Self-study Manual **Lesson 40**

餅はエーテル体を表す暗喩

餅は機械ではなく感情を込めて手作りで作らなくてはならなかった

　日本では、エーテル体の暗喩として「餅」という表現することもあります。月はもともとエーテル体素材を表すことにも使われるので、月とか餅がその象徴の代表なのです。

　十五夜のお月見では月見団子を食べる習慣があります。お餅を食べると元気になるというのも、エーテル体のチャージともいえます。これは物質的な栄養を意味していません。食べ物は肉体の栄養になりますが、必ずしもエーテル体の栄養になるとは限らないからです。

　エーテル体は生命力を意味します。エーテル体は繰り返し練ることで、強く固まったエネルギーになるのです。感情の繰り返しによって、感情としては死んでしまい機械的になったものがエーテル物質です。また、エーテル物質が繰り返されたあげく、エーテル成分として死んでしまった死骸が物質なのです。

　餅は、餅米をしつこくつくことで作られます。この繰り返しには、感情の反復という意味があります。本来、餅をつくには感情の反復が必要なのです。

例えば、「楽しい」という感情を繰り返しながら餅をつくとします。すると、それが餅の中に込められるのです。その餅を食べると、その影響を強く受けることになります。

　料理は作っている人の感情が食べ物の中に込められていくので、怒りながら作った食物を食べた人は、健康を害しやすいのです。雑に作った工業製品の食品を食べる人は、雑になりやすいのです。

　餅の起源にはこのような意味があるので、機械で作った餅は物質としてはうまく作られていますが、エーテル的には実体のない餅です。餅は感情を込めて手作りで作らなくてはならなかったのです。繰り返しによって、しつこく思いと生命力を込めるというのが主眼だったのです。むしろ餅の物質面は、餅の本質の殻にすぎず、そこにはそんなに大きな役割がありませんでした。

生け贄は自然界と人を結びつける通信役だった

　秦伊呂具はこの餅に矢を射ました。これは外界に取り出したタマシズメ（鎮魂）の媒体である餅に、自分のへそから細い筒が飛び出して、餅と自分の間に非物質の紐ができたことを表しています。それはタマフリの道具として、つまり鳥になりある場所に向かったということです。

　土地の中に惑星グリッドの強いラインがあり、そこと結びつくことで、秦伊呂具の意図と連合したところの強いエネルギーの場ができたわけです。つまり、人間の意志と自然力との結合です。

　古い時代にはこのように自然界と人を結びつけて、人を媒体にするというのは頻繁に行われていました。生け贄というのはそういう通信役なのです。

秦伊呂具個人の力では足りないものを土地の力が補ったのです。秦伊呂具が過去の贅沢の過ちを悔いたというのは、こうしたタマフリとタマシズメの法則を知らない後世の人が、よかれと思ってはいたが間違った考えを加えたものです。秦伊呂具は贅沢におごるなどという軽薄な人物ではありませんでした。秦伊呂具は大きな犠牲を払って、そこに自分と結びつけた場所を確保したのです。

　なぜ、大きな犠牲なのかというと、一度そんなことをしてしまうと、過去・未来という時間の流れを超えて、自分がそこと深く関わり、その縁を切ることができないからです。

今風かどうかというのは問題ではない　あらゆる時代のものが混在している

　あるターゲットに筒を作って突き刺すというのは、そもそもカフナの本に書いてあったことです。

　カフナはもともと古代のエジプトにいて、それから東に向かって出ていき、最終的に行きついたのはハワイであると主張したのは、カフナの研究者のマックス・F・ロングです。その日本語版の翻訳者である林陽は、カフナの先祖は日本に立ち寄り、日本で古神道を作ったと書いています。

　カフナは、古代エジプトの時代の伝統を作った種族であり、それはロングの説では1万4000年前にエジプトから姿を消したということになっていますが、彼らの思想は呪術的性質が色濃くあります。

　現代では文化期が違いすぎるため、こうした呪術的な発想法はそうとうに影を潜めています。

　ですが、それらが今、有効性を失っているということではありません。

Lesson **40** 餅はエーテル体を表す暗喩

今風ではないというだけなのです。伏見稲荷ができた時代は和銅4年で、ユリウス暦711年なので、今日の文化期の始まりの1500年代よりも前のサイクルです。一つ上の大きなサイクルでのエジプト期と共鳴する部分があるのではないでしょうか。

　タマフリもタマシズメも、そのような意味でいえば、古い時代のやり方ですが、前世を見るといった場合、今風かどうかというのは問題にならず、あらゆる時代のものが混在することになります。

　秦伊呂具は秦氏の先祖ですが、秦氏はホータンから渡来してきたといわれています。そのルーツはエジプトにあるのではないかと考える人も多いのです。

　出エジプトしたユダヤの人々がカナンの地へ。そしてその後、ホータンを通過して日本へ秦氏としてやってきたという考え方もあるのです。

　スサノオは秦氏が持ってきました。スサノオは弥勒菩薩（みろくぼさつ）と同一であると考える人もいます。京都の秦氏の拠点である太秦（うずまさ）に弥勒菩薩があるのもそういう関係だというのです。

タマシズメの媒体としては鉱物が理想 それより低い次元では流れてしまう

　タマシズメの媒体は鉱物が理想的で、これよりも一つ次元階層の低い金属となると、それらを蓄積せずに外に流してしまいます。

　金属は植物と同系列なので、まるで地中の根っこを通じて共有されるように、流れていく「導体」なのです。

　力を溜め込むものとして用いる場合、金属は適さないのですが、溜め込んだものを何かに流す時は、金属は有効ということなのです。

　餅に矢を射て白鳥になり、それがとまったところで稲ができたという

話であれば、稲の段階で、植物─金属系にエネルギーが流れていったと考えるとよいでしょう。

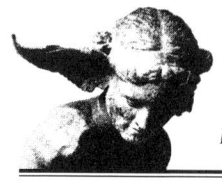

Integral Hypno Self-study Manual **Lesson 41**

タマフリとタマシズメ＝「星」のカードと「太陽」のカード

ネツァクとイエソドをつなぐパスがタロットでは「星」のカードに対応

　生命の樹を、インドのヨガのチャクラと関連させると、ネツァクとホドの横のラインがマニプラチャクラに当たります。つまりマニプラチャクラの陰陽がホドとネツァクで、外に開かれていて受容的なのがネツァク、自分の側からの意図が外に出るのがホドということになります。

　次にイエソドは、スワディスタナチャクラです。マルクトはムラダーラチャクラです。

　生命の樹には、セフィロト同士をつなぐパスというものがあり、ネツァクという金星に対応する部分と、イエソドである月のスワディスタナチャクラをつなぐパスは、タロットカードでは「星」のカードに対応します。

　「星」のカードは、裸の女の人がカップを持って座り、池の中に水を流しています。また上空では星が輝いています。

　ネツァクは外に開くということなので、この金星と月のパスは、金星からエーテル体の月にエネルギーが蓄積されていくことを意味しています。

また反対の、自分のエーテル体がマニプラチャクラを通じて外に飛び出ていくのは、ホドとイエソドの関係になるので、タロットでは「太陽」のカードに該当します。イエソドないしはスワディスタナチャクラは、池に象徴され、この凪いだ水が揺れると火になり、マニプラチャクラにエーテル物質が送られます。ここには二人の子供、本体と分身がいるのです。

　タマシズメは、まず石に向かって、マニプラチャクラを意味するへそからスワディスタナチャクラに備蓄されたエーテル物質が流れていきますが、これは発信のホドから飛び出し、石の中に分身が生まれます。

　タマフリは、この石を振り回すことで外界の種々の力を吸い込み、それをまたへそから腰に戻します。つまり、受信のネツァクからイエソドに

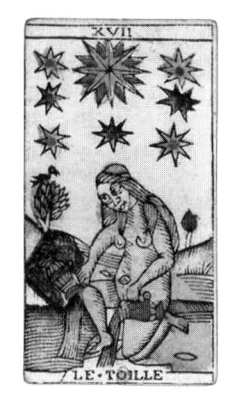

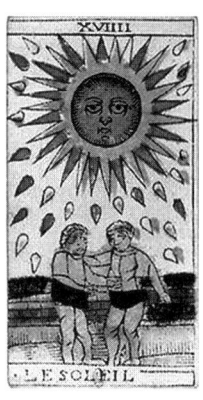

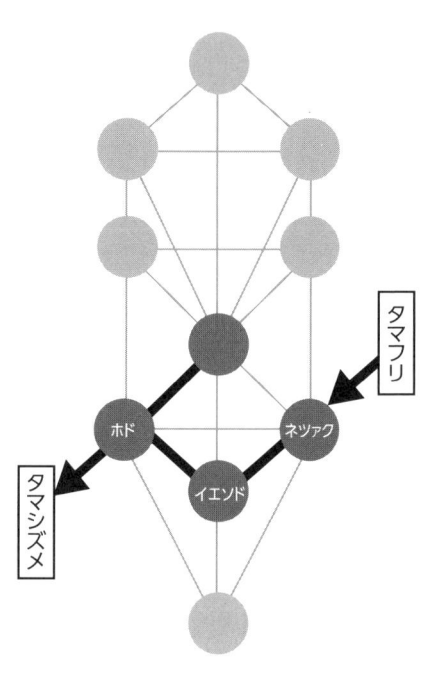

流れ込むというわけです。

おたふくの顔・肝油のかたち・ワームは金星からのチャージを意味していた

　私の思い出話を紹介したいと思います。

　数年前に、モンロー研究所のヘミシンクの会に行った時、その頃、私は疲れていてパワー不足を感じていました。ヘミシンクの最中、ガイドにどうしたらよいかと聞いた時、金星からチャージすればよいのではないかという回答になりました。

　その時は、生命の樹のパスのことは全く頭になく、実際の惑星の金星を思い描き、そこからエネルギーをチャージするイメージを思い浮かべました。

　金星から飛んでくるものは、昔の肝油のようなかたちをした小さいものでした。柔らかいそれが空気中に大量にあり、それが私に飛んできたのです。

　私はそれに「ワーム」という名前をつけました。

　日本ではおたふくがこのワームにかたちが似ていると思いました。古い時代の日本の金星の象徴は、おたふくなのではないかと思います。おたふくの顔や肝油のかたち、ワームは、金星からのチャージを意味していました。

　最近、玉元陽子の本を読んだ時、あらためてこのワームとは勾玉に関係しているとわかりました。

あらゆる意味に物質性と非物質性が同時に表現されている

　カバラの生命の樹のパスでは、イエソドとネツァクの間の「星」のカードのパスは、「ツァダイ」と呼ばれていて、それは釣り針を意味しています。

　実は、タマフリで使う勾玉は胎芽のかたち以外に釣り針を象（かたど）ったものではないかという説もあります。

　古代の発想は、純粋に物質的なものだけを想定していません。半分物質的、半分エーテル的なのです。そのため、釣り針といった時、魚を釣るための物質的釣り針という意味が半分で、残りの半分は非物質のエネルギーを吸い込むための釣り針ということになります。

　このあたりはお餅に関しての思想も参考にするとよいでしょう。

　あらゆる意味に、物質性と非物質性も同時に表現されているのです。現代ではこの物質性のみを取り上げるので、複合的な意味が薄らぎ、一面的な意味しか出てこない結果になります。それは私たちの頭脳が単純化しているということです。

　ワームそっくりの勾玉、しかもエーテル物質を蓄積するバッテリーのような鉱石が、タマフリやタマシズメで使われるのは理想的なことです。

　ツァダイの通路と勾玉が似ているのは、偶然の一致ではなく、そもそもヘブライの文化は日本に伝わっており、カタカナとヘブライ語はそっくり同じものでもあり、神社の大半を作った秦氏がその行き来をしていたのだと考えると、もともとは似ている性質だといえます。

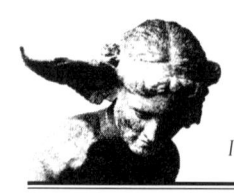

Integral Hypno Self-study Manual **Lesson 42**

稲荷縁起では白い馬は白い鳥に言い換えられる

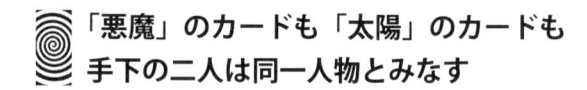

「悪魔」のカードも「太陽」のカードも手下の二人は同一人物とみなす

　タマシズメのパスに関連していると思われるイエソドとホドのパスは、ヘブライ語の「レシュ」という発音で、アルファベットでは後に「R」になりました。

　イスラエル・リガルディによると、これは太陽の黄金の光を象徴しているとされています。生命の樹では、図の左側は身体の右側を示し、外に発信する作用なので、太陽から飛び出る黄金の光がこのパスの象徴になるわけです。イエソドにエーテル物質があり、それを吸い出して、へそから外に飛び出させるのですが、そこには同時に、太陽を意味するティファレトからの流れも重ねられています。

　太陽は自己を分割して、その力の外側にエーテル物質の「殻」を絡めて外に取り出すのです。

　太陽であるティファレトとホドのパスは「悪魔」のカードで、ここでは中心に悪魔がいて下に二人の手下がいます。これが「太陽」のカードでは悪魔が太陽に変わり、そして下の二人は「悪魔」のカードの二人と

同一人物と見てもよいかもしれません。

　この二つのパスの混ぜ合わせは中身と皮膜の関係です。太陽はアストラル体で、イエソドである月はエーテル体です。この混合物質は、「アストラル・エーテル」と呼ばれています。

　本来は、自分を作るための自己生殖の性質として、中央の柱にある「節制」のカードのように自己生殖が正道なのですが、余剰の成分を世界の外に漏らし、分身的なものを外界に作り出すことになるのがタマシズメなのです。

　達磨大師が活用した仙道（せんどう）においては、このような外界に出した「太陽」のカードのもう一人の子供を「用神」（ようじん）と呼んでいます。

　用神としての二人目の子供は、ある程度固まると外に出しても散歩させてもよいのですが、まだ柔らかい場合には体内に宿らせたまま、育てなくてはなりません。外に散歩できるようになると次第に移動距離を大きくしていき、やがて、遠隔の情報を取ってくる役割になるのです。

自分のエーテル体を割って外に出すと精神錯乱に近い症状となる

「太陽」のカードは、子供としてのホルスが白い馬に乗っていく姿を描いているものもあります。マルセイユ版では二人の子供の絵ですが、新しいウエイト版では子供が白い馬に乗っている図柄で、極端に違うのでとまどう人もいるかもしれません。

　マルセイユ版では用神的な意義があります。

　一方のウエイト版では、外に飛び出す分割された太陽、すなわち太陽の矢と、上にあるものは自己を分割することで下のどんな音にも変わることができるという法則を描いているといえます。

この場合、背後に描かれたヒマワリも太陽の模型といえます。
　秦伊呂具の縁起では、この白い馬が白い鳥として描かれています。
　この外に出す、また外から取り入れるという用法は危険だという点で、公式的には禁止されているのではないかと思われます。というのも、自分のエーテル体を割って外に出すのは、精神錯乱に近い症状を起こすからです。生体のバランスがいったん崩れてしまうのです。子供を出産する前の女性の不安定さに近いものがあります。
　この達人であったのはダイアン・フォーチュンの師匠といわれていますが、分身を作り出すたびに錯乱症状を起こし、回復するまでは弟子が生活の面倒を見ていたと書いてあります。
　私たちは、このエーテル体を外に出す「太陽」のカードのパスを使わないかというと、そうではありません。わかりやすい一つの応用例として、男性が精液を女性の身体の中に放出するのはこのパスそのものの作用です。しかし、現代では、エーテル的な非物質作用は考慮に入れられていないので、精液というタンパク質が放出されるとみなされています。
　実際には、気のエネルギーであるイエソドに、父としての意図であるティファレトの太陽の力が混合されて、女性の身体の中に流れ込み、受胎を催すわけです。また、それを自分の中に取り込む女性の側は「星」のカードですが、その絵柄が裸の女性だと、あまり象徴的ではなく、そのままです。

タマシズメの一連の流れは「太陽」から「節制」への転化

　外に発信せず、自分自身の新しい身体を形成するために上位の力が消費されるのは、左右の陰陽化をしない中央の柱の「節制」のカードで、そ

こではティファレトの力はそのままイエソドにダイレクトに無駄なく流し込まれ、余剰成分を外に出したりしません。

　達磨大師が面壁九年(めんへきくねん)で作り出していた用神は外を歩き回りますが、最終的に、達磨大師の新しい身体と替わった場合には、「節制」のカードのものだといえます。しかし、「太陽」のカードの二人目の子供のように分身というものを作り出した行為そのものは、たとえ体内であれ、右の柱の作用として漏らしていることになるわけです。

　タマシズメも一度外に出しますが、また体内に取り込むという点では、「太陽」のカード、次に「節制」のカードへと転じることになります。

　秦伊呂具は伏見稲荷に自分の意図を埋め込み、自分に戻すことはしなかったということになるわけです。

Lesson 42　稲荷縁起では白い馬は白い鳥に言い換えられる

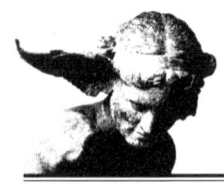

Integral Hypno Self-study Manual **Lesson 43**

分身作りとは前世の私へのアクセス

七つの中の一人の「私」の世界に外の6人の誰かを縮小的に投影する

　身体から出す、または身体に取り戻すという行為は、ここからあそこへという移動の概念があるので、これは直線的な思考です。

　回転時間ないし循環時間の発想で考えると、ここからあそこに行くように見えて、また戻ってくるのです。大きな意味ではどこにも移動するものなどないということになります。

　「太陽」のカードのように、エーテル体をちぎって、この中に太陽の分割された矢を封入して分身を作るのは、新しく創造されたものがあるのではなく、既にあるものが引き寄せられたとみなすことができます。

　エーテル体レベルでは私たちは7人存在し、つまりは一人の人からすると、6人の分身がいることになるわけです。

　生命の樹のティファレトをアストラル体とした時、これはケテルという真我の12分割でした。

　ティファレトは太陽の象徴ですが、ここから矢を放つとなると、それは七つに分かれることになります。つまり、分身は、前世の私であると考えてもよいことになります。七つの中の一人が私なのです。

今度は私という世界の中に、外の6人の誰かを縮小的に分身化させると考えてもよいでしょう。外にあるものを内側に招き入れるのです。

上位の生命の樹のティファレトは一つ下の生命の樹では頭のケテルに当たる

　私たちが前世を意識できるのは、変成意識の中でのみです。日常の自我はこの世界に集中し、緊張した意識です。しかし、リラックスして、ヒプノスの神が現れてくると、それ以外の私が現れてくるわけです。

　過去とか未来などの時間が消失すると、ここでは過去世の私や未来世の私が出現するのです。それがガイドになったり、またハイヤーセルフにもなったりします。同族ですべてまかなう家族経営のようなイメージです。

　時間のない世界から呼び出して、この時間の世界の中に、一部参加してもらうということです。海外から兄弟を呼び寄せたということなのです。

　腰に備蓄したものを、上位のティファレトの太陽の自己分割した矢と混ぜて外に飛び出させ、外界の力を吸い込んでからもう一度引き込んで、腰の池に溜め込むというこの一連の操作は、実は、ワイスの前世探索の、上空に行き、そこからまた違う前世に降りるということとほとんど同一のものです。

　生命の樹は、マクロなものもあれば、四つに分割して、小さな四つの生命の樹として考える方式もあります。この四つに分けて考えると、一つの生命の樹の中心にあるティファレトは、もう一つ下の生命の樹では頭のケテルに当たります。したがって、ティファレトの太陽から矢を外に分割するのは、頭の中にある回転ドアの違う場所に降りていくことと同じことなのです。

ケテルは上位の樹のティファレト

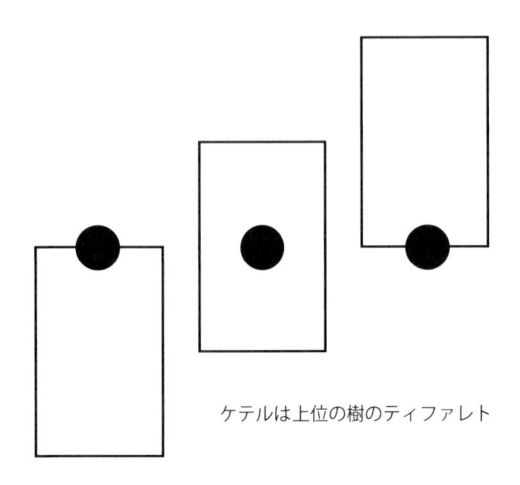

　タマシズメは、違う前世に自分を放ちます。つまり、広く解釈すると、「太陽」のカードのもう一人の子供は前世の私なのです。そこから得たものを「星」のカードで受け取り、自分の腰のイエソドに降ろすわけです。
　こうやって、「節制」のカードであるティファレトからイエソドのパスは、巡回した七つの人生、すなわちティファレトの7分割を均等に得ることを意味しています。これは一つの生命の樹のレベルよりも、もう一つ上の段階から見た視点です。
　頭の回転ドアの違う扉にある前世の分身をタマシズメした石によって引き寄せてくるには、既に説明したような7種類の石の勾玉を用意するとよいのではないでしょうか。
　7種類の石、そのうちの一つは地球で、また今の人生に対応します。それ以外にも気に入った石6種類を用意して、例えば、一週間のプログラムで実践してみましょう。曜日を任意に割り当てるのではなく、決まった曜日はいつも決まった石としておくのがよいのではないでしょうか。

そして何度も繰り返すと、6種類を頻繁に行うことで、七つの前世を統合化したところの私、大きな自己に近づくきっかけになりやすいといえます。

　「太陽」のカードと、「星」のカードは、タマシズメ、タマフリとして、陰陽に振りながら、中央の柱のティファレトの瓶からイエソドの瓶に力を降ろすので、そのまま流し込むよりも、振りながら流し込んだ方が効率がよいと考えられていることになります。

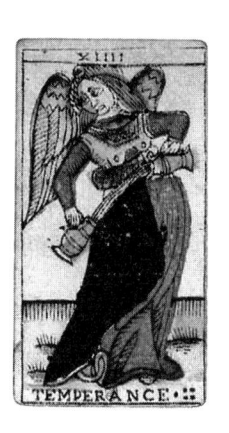

◎ ティファレトからイエソドへの刷り込みによる より低い身体に本質が宿ることが重要

　ティファレトはアストラル体で、イエソドはエーテル体なので、「節制」のカードは、アストラル・エーテルを作ることなのですが、古いエーテル素材の中に新しい意図を持ち込み、エーテル体の身体を練り直すのは、アストラル体が繰り返されて形骸化したものがエーテル体であるという原理がそのまま実践されたものです。繰り返されすぎて、アストラル体としてはもう何も感じなくなった段階で、それは次元が一つ落ちてエーテル体としての新しいかたちに変化しているということなのです。

　また、エーテル体を回顧して、そこからエッセンスを取り出すのは、反対にイエソドからティファレトへの上昇となります。

　あらゆるものには創造と進化があります。

　創造は下に降り、進化は上昇します。

　その意味では、より粗雑な素材が洗練されてエッセンスに変わるとい

うのは、アストラル体がエーテル体を蚕食することで起こることです。回顧して取り出したエッセンスは、アストラル体に登録されます。この上昇と創造という相反する流れは、常に双方向で生じているので、徐々にあらゆるものが刷新されていくということになります。

　左右に振るタマシズメとタマフリはメインの項目ではなく、重要なのは「節制」のカードが示すような、ティファレトからイエソドへの刷り込みによる、より低い身体に本質が宿ることですが、その応用性を強めるには、この縦波に対しての横波の幅が必要だということです。

　タマシズメとタマフリは外界との関わりであり、外に働きかけ、また外からの成果を取り込むという意味では、人生そのものが、このタマシズメとタマフリそのものであるともいえるのです。

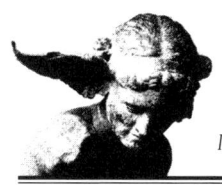

Integral Hypno Self-study Manual ## Lesson 44

紐で結ぶ

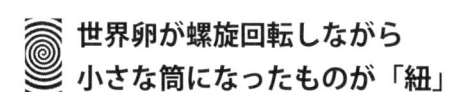

世界卵が螺旋回転しながら小さな筒になったものが「紐」

　タマシズメでは、石を袋に入れて紐で結ぶことも書かれています。結び目を十個作るのが正統派の考え方だといいます。紐はもともと結んだり縛ったりするものです。

　世界卵は大きなサイズから小さなサイズまであり、また螺旋回転しながら伸びていくと筒になります。この筒の小さなサイズは紐に当たります。上と下の次元の関係を説明する時に、筒はより大きな螺旋の波になりますが、その流れの外に筒があり、さらにこの筒は螺旋の波になります。

　細い紐はその中に螺旋があります。世界卵、あるいは筒は「冬至的な外皮」が堅いと防衛力が強まり、他の影響が混じってきません。これが土の元素の意義です。同化する水の元素を特定の場の中に閉じ込めるのです。

　タロットの小アルカナの水を表す聖杯のカードは、器とその中の水で描かれますが、水は土の元素を示す器に入らないと分散してしまいます。

　これが愛情のある柔らかいものを堅い外皮で守ることで、テレビドラ

マなどで「結婚してあなたをずっと守る」という台詞が出てきた時には、土が水を制限して、外からの影響を遮断するという意味になるのです。守るのは相手だけでなく自分の独占したい気持ちもあるということです。

外皮は、四元素のうちの土の元素であると特定してもよいのですが、細い糸でぐるぐる巻きにされていたり、あるいはまた紐で縛られていたりするイメージでもよいでしょう。つまり、大きな世界卵の周囲の殻は、それに連なるより低い次元の、より小さな世界卵の連鎖としての螺旋の管が巻かれて、堅く守られているとみなしてもよいのです。

例えば、人のたくさん集まった組織は守りの力も強いのですが、これは組織はたくさん人がいて、そのことで上下関係が作られ上から下までの次元の連鎖によって容易に変化しにくいからです。

上にいるものを下にいるものは守ります。これは太一が七つになり、そのうちの一つがまた七つになるという構造では、一人の上司に７人の部下がいるとすると、縦の関係が何層もあると、全体としては膨大な人数になってしまいます。こんな大きな組織では、メッセージが伝わるのに時間がかかります。

永遠に守られるものなどはないが崩れるのを遅延させるのが守るということ

守り機能というのは、伝達が遅いということです。大きな会社に何か言いたいけど、目的の部署に届くには数日かかるようなものです。

何か変化しようとしても、その周囲を取り囲む七つの分身は、まずそれに抵抗します。次に、それが受け取っても、その一人ひとりの周囲にいる７人に受け入れられるのはさらに時間がかかります。

いかなるものも永遠に続くものはなく、やがては失われますが、失わ

れる時間を遅らせることが守るということなのです。永遠に守られるものはありませんが、崩れるのを遅延させるのが守られるという意味なのです。

　西洋占星術での冬至・山羊座・支配星としての土星は、乾いて、堅く、冷えていて、伝達が鈍く遅いのです。そして腐るのに時間がかかります。

　それは数が増えている下部構造とつながっており、つまり縦社会的で、それが変化を遅らせるからということも含んでいると考えてもよいでしょう。

　昔は「お役所仕事」という言葉があり、それは何をするのも遅いという代名詞でしたが、一つのことを決めるのにも上司に相談し、そして会議をしという日本式企業の体質は、世界卵の殻の固さを作り出し、また柔らかいものが伝わるのに非常に時間がかかるようにします。周囲に部下がたくさんいるということは、つまり細い紐が周囲をくまなく包んでいるということなのです。

エーテル体と物質体に違いはない
エーテル体が鈍くなったものが物質体

　エーテル体は精神や感情に反応し、物質には精神や感情は伝わらないというのは正確ではありません。伝わるのが遅いということです。

　ということは、エーテル体と物質体は、実はそんなに違いはなく、たんに物質は高度に凝縮され、細分化されたものでできているので、変化が遅いということだけなのかもしれません。

　エーテル体が鈍くなったものが物質体ということです。

　エーテル体のより外皮に近い部分が物質体に変化します。物質体はたんにエーテル体が重く鈍くなっただけなのだというのが法則なのですが、

ここに例のアーリマンの関与があり、エーテル体から物質体へという伝達が正確になっておらず、断絶があります。

そして物質体の側が自主権を主張し、縦関係を拒否した結果、孤立した地球の屈折状況が出来上がったのだといえます。

大勢の人がこの屈折を守るので、変化があったとしても、それが浸透するには著しく時間がかかり、状況は変わらないというよりも、状況は確実に変わりますが、ただひどく時間がかかるということなのです。

話を戻しますが、紐は結ぶことで守ります。

細い繊維を巻くと魔除けの皮膜ができます。紐は独占したいので、他に漏れるのを嫌がります。

世界卵の繭は蚕でもあり、それを解いて作った絹糸を再び編んで衣服を作ると、それは私たちの世界卵を物質的に再現したものといえます。

絹産業は秦氏の独占的な分野でした。タマシズメとタマフリ、さらに守り。これらについては古代の秦氏は、通暁(つうぎょう)していたのではないかと思われます。

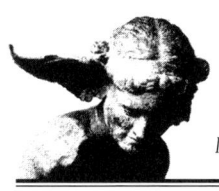

Integral Hypno Self-study Manual **Lesson 45**

タマフリの実際的手法

自分の吐息が輝きながら勾玉に吸い込まれていくイメージ

　玉元式のタマフリを簡単に紹介します（出典：玉元陽子『たまふりと開運の法則』愛育社）。

＊最初に、腹式呼吸でリラックス。臍下丹田を意識。
＊その後、目の前に置いた勾玉を凝視。このとき、自分の魂が勾玉に集中していくイメージをする。
＊おなかの位置で、勾玉を両手で包み込んだ状態で行う。

　これは丹田（たんでん）から勾玉の中に綺麗な光が入っていく様子をイメージするものです。自分の魂が勾玉の中に入り込んでいく状態は、生命の樹のパスでは、「悪魔」のカードという太陽の分割と、「太陽」のカードという分身化の合成プロセスに当たります。

　自分の吐息が輝きながら、勾玉に吸い込まれていく様子をイメージし

てもよいということですが、太陽の矢ということなのですから、色は黄金の色でよいと思われます。

　タマシズメが深まるととても澄んだ気分になり、上達してくると人によっては目を閉じていても勾玉が見えるようになり、この段階で体が勝手に揺れ始める場合もあると書かれていますが、そもそも身体からエーテル体がはみ出すというのは、モンロー研究所式にいえば「フォーカス12」でもあり、エーテル体が身体の輪郭よりも少しでも外に出ると、その段階で変成意識状態になり、θ波の脳波になりやすいのです。すると、エーテル物質の変化は目に見えやすいか、あるいは感じやすいはずです。

　私たちは脳波を緊張させて、エーテル物質を見えないように視野 狭窄症をがんばって作っているだけなので、ぼうっとしていると、この意識の監視が緩和され、見えやすくなるというわけです。

エーテル体は相応な分量の物質からではなく もっと大きな範囲からパワーを吸い取る

> ＊最初に魂込めする際は、集中力が続く限り、なるべく長めに、最低でも５分間。
> ＊その後、十分に魂込めできたと感じたら、勾玉を、おへそのあたりで両手で包み込む。
> ＊両手で包み込んだ勾玉は、自分の分身であると念じる。小さくてかわいらしい、大事な存在である。
> ＊次に、両方の手のひらで勾玉を挟んだ状態で、両手の指を組む。右手の小指が下に来るように。

次は玉の緒の呪法です。

これはタマシズメを行った勾玉に、より一層強い霊力を込めるため、また、霊魂が遊離しないためのものだといいます。

> ＊予め準備していた麻紐に、勾玉を真ん中まで通す。紐の先端を一つに合わせてから、10個の玉結びの結び目を作る。結び目に魂がしっかりと宿るので、願い事をしながら結ぶ。玉結びの動作は、玉結いともいい、魂や神をそこにしっかりと結び付ける。

下部構造の螺旋を絡めることで漏れは遅延します。細かい結び方は、迷路を造り出し、変化はどんどん遅くなるのです。

> ＊あぐらをかくような座り方で両足の裏を合わせる。背筋を伸ばし、目を閉じる。手の中に勾玉を入れた状態で、腕全体を上下に振り動かす。疲れない程度（2〜3分）振り続け、その後手の中に息をふーっと吹き込み完了。

次はタマフリです。

揺らすことで空間の幅は大きくなります。エーテル物質は、物質的な領域よりも広範な範囲にまたがっているので、揺らすことは接触する物質の範囲を拡大し、エーテル体からするとよりふさわしい状態になりま

す。はみだして輪郭がにじんだものが本来のエーテル体なのです。

　10cm 上下に揺すぶると合計で 20cm の幅となりますが、エーテル体中心に見ると、空間が 20cm くらい移動しながら接触してきたことになります。すると、エーテル体は物質の空気中にあるエーテル成分を引き寄せます。

　物質のエッセンスがエーテル物質であるということからすると、エーテル体は相応の分量の物質からパワーを吸い取るのでなく、もっと大きな範囲から吸い取るのです。

　トラック1台分のバラから、小さな1瓶のエッセンスしか取れないという具合に考えれば、揺らす範囲を少し大きくしてもよいのかもしれません。

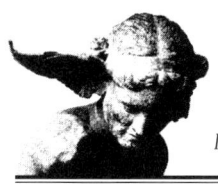

Integral Hypno Self-study Manual ## Lesson 46

外に出さないことには
時間の外に行けない

エーテル体をちぎって外に出すのは
前世や近未来世を捕まえるため

「星」のカードは、ツァダイというパスのことを表すと説明しましたが、「星」のカードの裸の女性は金星のシンボルでもあり、彼女が器を使って流し込んでいる池は、イエソドのシンボルです。月は蟹座の支配星で、蟹座は河や池など、共有された水、すなわち共同体のシンボルを使うことが多いのです。となると、手に持っている器は、エーテル物質を集める道具である勾玉そのものかもしれません。

前世の魂を捕まえるのはエーテル体物質以外にありません。エーテル物質は、量子とか自由電子のようなもので、時間を自由に行き来します。それは「横波の陰陽に降りまわされないのならば、縦波として、時間の中をすり抜けて飛ぶ」からです。そして異なる時間の中にある前世領域を見つけると、それを捕まえてきます。

タマフリとタマシズメは、今だけでなく、過去から未来へと伸びて横たわる、わりに大きな行為といえるのです。

エーテル体をちぎって身体の外に出す理由は、身体とぴったりとかみ

合ったエーテル体というのは、身体がこの時間・空間にのみ限定された存在という点で、エーテル体はこの今の時間、空間にのみ働くように制限されているということになります。陰陽電荷の関係に組み込まれ、自由電子でなくなったものということなのです。

　だから、身体から外に出すわけです。外に出さないと、前世や未来世は捕まえられません。

肉体的な「小さな私」に同一化せず統合化した「大きな私」を自分とみなすこと

　私たちは身体的・肉体的な存在であると考えるようになってから、タマシズメとタマフリの意味はかなりの部分が忘れられ、それがどういうことを表しているのか想像さえできなくなったといってもよいでしょう。

　中世の錬金術の考え方の一つには、自分の部品は世界にばらばらに散らばっていて、それを回収することで元の自分に戻るというものがあります。

　肉体的な個体としての私に同一化すると、前世はよそにあるものですが、しかし、大きな自己と同一化すると、前世とは外界に漏れ出した分身であり、それを引き戻さなくてはならないのです。

　それをタマフリで取り戻すということなのです。

　タマフリがうまくいくためには、肉体的な「小さな私」に同一化しないで、それらを統合化した「大きな私」を自分とみなすことです。

　古代の日本人や、タマフリをもっと日常的に行っていた時代の人々の考え方としては、そういう視点があったのだと思います。そして自分は上空の雲のようなものから地上に降りてきたインターフェイスの一つというイメージで考えているのです。

大きな自己という視点で行うと平和的ですが、小さな自己の領域でタマフリを操作すると、自分よりも引き寄せてきた別の自己の方が強いケースがあり、つまり食われてしまう場合もあるのではないでしょうか。

　私は箸墓の巫女の話は、そのように、引き寄せたものに食われた事例と解釈しています。とはいえ、これは小さな自己を失うことで大きな自己に回帰したともいえます。箸墓の巫女が通信していたオオモノヌシの蛇は、箸墓の巫女の大きな自己に他ならなかったのです。巫女としての小さな自己に同一化していた生き方から、元の源流に同一化することに変えたわけです。これは、物質的な存在にこだわりすぎない日本人にはよくある話ではないかと思われます。

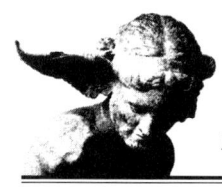

Integral Hypno Self-study Manual **Lesson 47**

惑星グリッドとの関係を再考

パワースポットで水晶を持つことは タマフリの正統的手法ともいえる

　聖徳太子は白い馬に乗って、富士山に上がったといわれています。身体から光の繊維を出して、レシュのパスの象徴としての白い馬で日本最大のレイラインの頂点の富士山に接続したのです。

　秦伊呂具は、餅に矢を射て、その繊維が白い鳥に象徴化されて稲荷の三つ峰に至りました。

　富士山や稲荷山など代表的な山は、その頂上が惑星グリッドに結びついています。山の頂上は十牛図でいえば第九図の返本還源(へんぽんげんげん)で、エニアグラムでは唯一外宇宙に開かれた扉9の位置で、つまり、より大きなコスモスに接続されていることを表しています。

　ここに、自身のへそから出た繊維を結びつけると、宝石に力を込めて、それを体外で揺すぶるなどというささやかな方法ではなく、もっと大きな意義を持つタマフリになることでしょう。

　もしかすると、タマフリは、本来はこれが正統派なのかもしれません。

　私は、水晶を持ち、それをパワースポットで使ってほしいということを何冊かの本で書きましたが、水晶が惑星グリッドの力を出し入れする、

縄文夢通信のモバイルフォンのような役割をすることは、古来よりよく知られていました。

水晶を持ち歩く時に、身体の周囲のエーテル体の範囲内に置くこと。また、水晶ダンスという怪しげな思いつきをして、チャクラの前で手に持った水晶をゆすぶり、チャクラの場を掻き回し眠ったものを起こすことを奨励しましたが、タマフリのことを考えると、これらはみな古来より続くまともな手段だったのかもしれません。

地球のレイラインを計算する時には細分化の単位として正三角形が扱いやすい

タロットの「星」のカードには、そんなにくっきりとはしていませんが、山を思い起こさせるものが描かれている場合もあります。

出口王任三郎は、金星との接点となる12個の山を指定しました。「天教山」という名前がつけられた富士山は、やがてシナイ山となると『霊界物語』に書いています。金星との仲介として、世界の12の山は強烈なタマフリを促すことになります。

ちなみに、ケプラーは、正二十面体の構造が金星に外接し、地球に内接するといいました。正二十面体の一面は正三角形です。地球のレイラインを計算する時に、この正三角形はより扱いやすいのです。というのも、細分化がスムーズだからです。三角形を辺の真ん中に点を置いて、この点を結ぶ小さな三角形を作ります。このようにしてどんどんと細分化すると、特性は落ちてしまいますが近所の町の中にもラインが走ることになります。

これらが金星の力を持ち込むサービスセンターになるのですが、タマフリはもちろん、できるかぎりセンターの大きなものに接続する方が好

Lesson
47
惑星グリッドとの関係を再考

ましいでしょう。しかしそれが無理な場合には、私が住んでいる千駄ヶ谷の鳩森八幡神社の富士塚のように、近所に接続してもよいのではないでしょうか。

　観光地に旅行に行った時には、そこでタマフリをしてみるとよいでしょう。

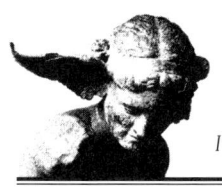

Integral Hypno Self-study Manual **Lesson 48**

チャクラの上と下は鏡像構造

上から三つの「降下」は下から三つの土・水・火の「上昇」に共鳴する

　チャクラをマカバの考えに当てはめる発想もあります。

　マカバは上からの正四面体と下からの正四面体が結合した、横から見ると、六角形の星型をしています。

　下の２番目のスワディスタナチャクラに、エーテル的な力は蓄積されています。これは池と考えられます。川から流れて池になるのです。そのため、ムラダーラチャクラは大地といえます。水は常に器に入っているので、ムラダーラチャクラはカップとか器といえるでしょう。

　小アルカナのタロットカードでは、火の元素は棒で、これは凪いだ水面から出てきた揺れ、振動のピークだといえますが、この土・水・火が下から三つのチャクラの作用としてセットになっているといえます。

　この流れは、サハスララチャクラ・アジナチャクラ・ヴィシュダチャクラという上からの流れと共鳴し、それに誘導されていると考えることができます。つまり、平面で解釈することにはなりますが、マカバの上の三角形と下の三角形は共鳴し、下で起こることは上の三角形が誘導している結果であるとみなされるのです。

私たちは目的を持ち、可能性を海の中から探し、そして言葉・意志・意図を発信します。この上から三つの「降下」は、下から三つの土・水・火の「上昇」に共鳴するのです。

六角形は互いに縁の切れない呼び合いの関係なのだといえます。

私たちが新しい環境に生まれてきた時には、環境の持つ素材は未知な要素があり、最初からうまくコントロールできるわけではありません。上からの三角形はそもそもはじめから完成しており、それが新しい環境という下からの三角形とうまく結びつき、共鳴的に六角形ができるかどうかは体験しないことにはわからないのです。

四元素の風はマカバが上の三角形と結びついた時に統合の印として設定される

タロットの大アルカナのストーリーは、上空から、マレビト的な存在としてやってきた存在が魔術師で描かれています。そして、この新しい環境での四元素をテーブルの上に置いて、これからいろいろな行為を始めていくのです。テーブルの上の四元素は自分が持ってきたものではなく、環境が用意した、いわば「現地調達」のものです。そのため、魔術師は生命の樹のパスでは、環境の根源的な力を示すビナー、湿潤なるフュシスというものに入るという「家」を意味するパスになるわけです。

家というよりは子宮の中に入り、この中にある四元素をどう扱うか、今後いろいろ試していくということなのです。

そしてそれらが完了するのは、タロットの物語が終わる「世界」のカードであり、ここでは四元素は完全に従属しているということになります。

大きな生命の樹ないしチャクラの定義では、四元素はマルクト（ムラダーラチャクラ）の中にあります。縮小された生命の樹ないしチャクラ

では、四元素は下から土・水・火・風と対応することになります。

下からの三つは土・水・火で、もう一つの風は、マカバが上の三角形と結びついた時に、統合の印として設定されます。というのもアナハタチャクラに設定される風の元素は、その存在の活動範囲とか器を決定するものなので、上の三角形と下の三角形が揃わないことには決められないのです。

正確には、マカバを立体にして、下からの正四面体と上からの正四面体の結合とみなすと、下に反映されたアナハタチャクラと上に反映されたアナハタチャクラの２種類が出来上がります。

一つの人生のチャレンジ、すなわち未知の、下から上がってきた環境の持つ四元素とうまく関わることができて、その解放者にもなると、その人生のテーマはだいたい完了します。

マカバは上と下がうまく結びつくと、そこで世界卵を作り出します。新しい成果を取り込んだ新しい世界卵といえるのです。

地球範囲のマカバだと地球外は行けないが地球内部のならばどこにでも行ける

上の三角形と下の三角形がうまく連動した時に、言葉を発する、すなわちサスハララチャクラの意志が３番目の喉のチャクラに伝達された時、同時に、マニプラチャクラからそれに即応したエーテル物質の繊維が飛び出すのです。マカバは、このような意図と現実の一致を示すものですが、もちろん環境の側からの四元素がうまく結びついていない場合には、意図になかなか力が従ってくれません。

マカバができるとは、独自の磁場を形成し、その人を記憶喪失から守り、解体しないようにする装置ができることなのですが、これは航行範

囲限定の航空機のようなものでもあります。

　太陽系の範囲に設定されたマカバは、そこから下のどの場所にも降りることができるので、太陽系の範囲では自由に動くことができます。地球範囲のマカバは地球内部のどこにでも行けるのですが、地球の外に関しては、身動きは取れません。これは、上にあるものは下のどの音にもなれるが、下にあるものは異なる音になれないという原則に従っているからで、自分の範囲の内部にあるものに対しては自由ということなのです。

　太陽系の太陽という恒星と、また近隣のケンタウロスやシリウスなどをモンロー研究所では「フォーカス35」と呼んでいます。遠隔の恒星は「フォーカス49」です。

　この「フォーカス35」のレベルを飛ぶ航空機が、「フォーカス35のマカバ」という意味で考えてもよいかもしれません。既に説明したように、この航空機としてのマカバはどこかに実際に飛ぶことではありません。その範囲にあるもののすべてに同調できて、いながらにして、いろいろな場所のホログラフィの中に入れるということです。つまり、世界卵の釣鐘の内側に映写できるのです。

　さまざまな場所に自由に行き来するショートカットを3Dブラックネスといいますが、それは、それぞれの次元のつなぎ目の暗闇に該当しているのです。

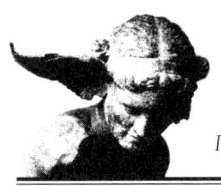

Integral Hypno Self-study Manual **Lesson 49**

想像からリアリティに乗っ取られる
瞬間に信念体系の壁が破られる

ビジョンに慣れていない人は
支離滅裂で夢のような断片を見る

　前世探索はすべて脳波がθ波になった時にイメージを思い描くことで進行していきます。変成意識の中でビジョンを見ることに慣れている人はよいのですが、そうでない人はなかなかイメージの中に入れないかもしれません。

　また、ビジョンに慣れていない人は、内容が支離滅裂で、夢のような断片のみで、使い物にならないと感じることもあるでしょう。

　深く入らないと、自分の勝手な想像でしかないと思うだろうし、深く入りすぎると今度はコントロールができず、内容はばらばらになり、そして昏睡します。このコントロールに関しては、慣れて、だんだんとそれを意識的に扱えるようになるしかありません。

　ですが、それ以前に、イメージの中に入れないという人もいます。この場合には、最初に勢いが必要です。

　想像力を活用して、はじめは自分から意図的にシーンを想像しますが、途中から想像は思いがけない方向へ展開するという方法を活用するとよ

いのです。この思いがけない方向へというところで、実際のビジョンに転じていきます。

　私はこれを、はじめは想像だが、そのうち「乗っ取りされる」という言い方をしています。それからが大切なものなのです。この真のビジョンへの乗っ取りが起こるためには、身体をリラックスさせておかなくてはなりません。というのも、身体の緊張は「警戒心」であり、それはビジョンへ自分を明け渡さないセキュリティの役割を果たしているからです。つまり、いつもの自分の世界の見方を維持しているということです。

想像力は外に向けられたアンテナだが
ファンタジーや妄想が自分の殻を守るものとなる

　私たちは、いつもは慣れ親しんだイメージの中に自閉しており、この時には外界を認識していません。実は、目覚めていると思っている時でも、外界に対して、全部を見ていることはまずないのです。自分に慣れ親しんだものだけを見て、大半は意識の中に入ってこないということが多いのです。

　近年、ストーカーなどが話題になっています。どんな話をしても説得できず、自分の都合のよいように解釈していく人々だと思われます。想像の中で進んでいく話とは妄想やファンタジーであり、正しくは想像力ではありません。これは外との交流を閉じて、自分の中でイメージを膨らませていく行為なので、実際には、外界と接触を拒否した人たちでもあります。外界との接触を拒否しているのは、外界との交流の恐れが強いからともいえるのです。

　それに比較して、想像力は外に向けられたアンテナです。それは開かれているのです。それに対して、ファンタジーや妄想は自分の殻を守り、

そこから決して出ないところで、その人の人格の保護の作用として働きます。ですので、その人の都合がよいように話が進み、その人を傷つけるものは少ないのです。

ターゲットの防衛膜を突き破った時に鏡構造として自分の卵を突き破っている

　想像は卵の内部で行われます。それは筒の発射準備です。

　そして卵の境界線から外に筒が飛び出す時、想像はリアリティに置き換わるのです。ターゲットにエーテル体の筒を刺して、そこから内容が流れ込んでくる時には、イマジネーションは予想外の展開に変化していきます。その瞬間、筒は卵の境界線から外に飛び出しているわけです。

　私たちは、この時に自分を守る防衛膜を破っているのです。ターゲットの防衛膜を突き破った時、実は鏡構造として、私たちは卵を突き破って、外に筒を出しているのです。

　タマシズメは生命の樹の右の柱のホドから外に飛び出すと説明しました。また、その影響を取り込むのは、生命の樹の左の柱のネツァクからイエソドに格納されます。この場合、タマフリは力を増加させます。そのため、自分から外に出した筒よりも、外から取り込んだ力の方が強く、筒は必ず今までのものよりも拡張していきます。すると、今までの筒を守ろうとする作用に対して、それを傷つける力が働くわけです。

　想像通りというのは、今までの筒と変わらないことです。つまり、イメージは予想外の展開をしません。しかし、リアリティにつながると、必ず筒は打ち破られるのです。小さくか大きく、意表を突くイメージとして、予想もしなかった方向にビジョンが変化していく瞬間です。

　ホドとネツァクの横につながれたパスは「塔」のカードです。カード

に描かれている塔は、今までの狭い筒の外皮です。それが打ち破られるということは、信念体系の崩壊を表しています。

　防衛膜を突き破る瞬間は塔で、その後、星になるわけです。旧来の筒の外皮を打ち破る結果、星が見えるのか、それとも星が見えることで、筒の外皮が打ち破られるのか、ひょっとするとそれは同時進行かもしれません。

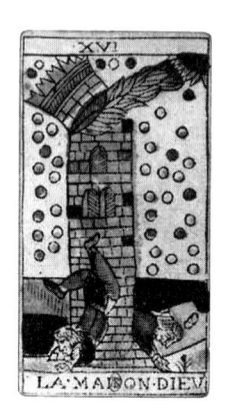

ビジョンを見る時は塔の崩壊が常に生じている

　体験的に筒を作りターゲットに突き刺した時、それは自分が突き刺されたと同義語で、毎回、なぜか傷つく体験を多かれ少なかれするために、次第に敬遠する人もいるかもしれません。

　負担が大きくなっていくのは事実です。そもそもビジョンを見たりすることは、どんな時でも、自分の塔の崩壊は常に生じるからです。

　私たちはともすれば、夢想の中に安住し、何も変化しない安心の中に住みたい心を持っています。

　塔の外皮は冬至的な作用で、それは土星にたとえられており、自分を守り、外界から閉じる作用です。どんなものでも放置しておくと乾いて固まり、いつの間にか堅い外皮ができるのです。そのため、ターゲットに筒を突き刺し、探査すること、前世を見ることは、常にどんな時でも微妙に傷つくのです。

　接触するためには、塔を（卵を）壊さなくてはなりません。

　現実は悲惨。

現実はもっと素晴らしい。

どちらにしても、自分の想像の延長上にはないことが多いのです。

ホドが発信したものを、ネツァクから受け取った時に、このネツァクとホドのパスは押し広げられ、それに抵抗する部分が損傷します。

運動をしていると細胞が破損することが多く、それを補修してより強くなることを「超回復」といいます。そのため毎日運動をしない方がよいといわれており、運動は１日おきが理想だそうです。実はそれと同じようなことが起きているのです。

より大きな世界が見えてくるため塔の崩壊は悪いことではない

防衛心が強い人や閉じこもりたい人、自分を守りたい人は、水晶透視でも遠隔透視でも、ＲＶでも、ファンタジーから外に出ることがないといえます。

正確にサーチしている人は、いつも防衛心が打ち破られて、揺らいでいます。

知覚の歪み、すなわち信念体系は、水晶やＲＶをすることで、いつもちょっとだけ壊れ続けます。

ノストラダムスは、デルフォイの巫女式の透視をすることで日々苦しんでいたと書かれてあります。安心できる平和な普通の暮らしをしたいという人は、塔を固め、妄想とファンタジーの中に安住したいということです。それは脳のコンフォートゾーンから出ないことを意味しています。

タマフリは力を増加させることですが、それ自身が塔の崩壊を促すということは、それは悪い体験ではありません。それはより大きな世界、より活性化した活力、より一体化の能力が強まるからです。

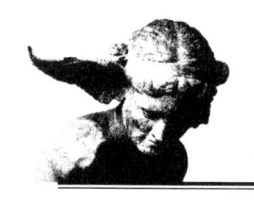

Integral Hypno Self-study Manual **Lesson 50**

まとめ

七つまたは六つの石をタマシズメしておき 必要な時にタマフリして前世にアクセスする

　勾玉の石を使ったタマシズメとタマフリを、インテグラル・ヒプノの手法と組み合わせるには、ちょっとした工夫が必要です。

　前世にアクセスするには、今の人生の陰陽活動を一度凪いだ状態にして、上空に上がり、回転ドアの違う扉を開いて、この中に降りていくのですが、これは完全な縦割り構造です。

　タマシズメとタマフリは、今の世界卵の内部から、外に気の身体の一部を分割して、漏らすことで成り立ちます。そこでは前世との共鳴関係がおおいに成り立っていますが、いったんスイッチを切って、部屋に入り直すということとは違います。

　七つのあるいは六つの石をタマシズメしておいて、保管しておき、必要な都度、タマフリして前世を強くアクセスするための装置として活用するのがよいでしょう。

　本書のまとめとして、インテグラル・ヒプノの手順について説明しておきます。

Step 1　リラックス

身体の点検をしていく。頭から足先まで、いくつかを点検して、一つずつリラックスさせると、それは漠然とリラックスすることに比較して、深く弛緩することができる。

Step 2　呼吸法

身体の周囲の世界卵をイメージで作る時に、同時に呼吸をしていく。身体の中を駆け上がる時に、4カウントで吸う。上がり切って2カウント休止。4カウントで吐く。ここで卵の外側を降りていく。降り切ったら2カウント休止。この繰り返しを数分実践すると、周辺のノイズが遮断され、目的のものにシャープに同調できる体制が出来上がる。

Step 3　バイノーラルビート

モンロー研究所のヘミシンクや他社のバイノーラルビート、また発信器などがある。容易にθ波に入るので、前世探査をするのにかなり役立つ。私は、今では旧機種となったがボイジャーエクセルを使うこともある。セッションエディターで自分で信号を作り、光の点滅と音でθ波に入る。この場合、信号を聴きながら、リラックスと呼吸法をする。リラックスと呼吸法を十分に活用すると、ヘミシンクやバイノーラルビートを使う必要がなくなってしまうが、時間が足りない時、早くθ波状態に入りたい時には、このような装置は有効性が高い。なお、私が作成したオリジナルのバイノーラル

ビートは、『あなたの人生を変えるタロットパスワーク実践マニュアル』（説話社）の付属ＣＤに収録されているのでそちらを使用してほしい。

Step 4 上空に上がる／違う前世に降りる

いつもの前世療法であれば、このまま今の自分に一番関係のあるものに降りることになるが、インテグラル・ヒプノでは、七つのパターンをくまなく歩き尽くすために、それぞれを区別しておく必要がある。そのどれにも均等に入るのが好ましい。混乱しないために、以下のような種類があるので、どれかを参考にしてほしい。

【１】カラーシート

　７色の卵を描き、これを左手に持ったボールペンで指す。そしてこのカラーの中に入る。あらかじめ紫色・紺色・空色・緑色・黄色・オレンジ色・赤色の卵型を描いておく。左手にボールペンを持ち、指定した色の前世グループの中に入る。これは七つの前世のエーテル体を、七つの色で識別する方法だ。頭の回転ドアまで行き、そこから、それぞれの色の世界の扉に入ると考える。「今から○○色の前世に入ります」という宣言をするとよい。

　カラーシートということでは、私は水晶透視の時に練習用として、よく五つのタットワのカードを用意してもらったことがある。これは黄色の正方形の土・銀色の三日月の水・赤色の三角形の火・空色の円の風・紺色ないし紫色の楕円の空の五つの元素の象徴図形だ。五つのタットワとしての元素は七つの前世ではない。だが、五つのエレメントにそれぞれに同化することで、異なる人生が体

験できると考えてもよい。

　エレメントは完全に無機的な自然法則といえる。そこでは人間的な暗黙の了解のようなものが全く通用しない。五つのタットワに入り込むという方法と、七つの前世に入ることはそうとうに異質な面があると考えよう。

【2】七つの鉱石の勾玉

　一連の前世探査をする前に、石にタマシズメしておく。今後、頻繁にアクセスすることを想定して、それぞれの石に分身化をする。「太陽」のカードのパスワークと考えてもよい。そして前世探査の手続きをする時に、例えば、ローズクォーツを代表する領域に入ると決めた時、その石を持って、両手で包み、胸の前に出す。それは回転ドアの扉の中に入り、違う人生イメージの中に降りてくるシーンの中で実施する。

　身体の周囲には７種類のエーテル体のレイヤーがある。これはそれぞれの前世の反映。石を持った手を前後させる。一番遠いところは、腕をまっすぐに伸ばした位置。最も近いのは胸に接触する場所。この幅の中に、七つの階層がすべて詰まっている。ゆっくり動かすと、レイヤーの中でローズクォーツの反応する場所が見つかる。手応えを確認する。うまくいくとそこにそのまま引きずり込まれるようにして、前世イメージに入っていく。

　何度も何度も、この七つの鉱石を通じて７種類の世界に入るのがよい。繰り返すたびに記憶が同じということはない。毎度改変されていく可能性がある。しかし極端な違いは出ないことが多い。私たちは今の人生の思い出でさえ、思い出すたびにどこかが改変される。記憶は再現されることはなく、思い出すたびに新しく構築さ

れていくという構造を持っている。

　身体の周囲の7種類のエーテル体のレイヤーは、今の私たちには一つしか見えない。それ以外のものは、異なる時代、異なる時間にある。エーテル体という観点からすると、それでもそれは同時に重なっていると考えてもよい。肉体を伴う私たちからすると、このうちの一つしか見えないということだ。なぜなら肉体は、特定の時間・特定の空間にしか存在しないもので、エーテル体はもっと長期間にわたって存在する。だから肉体感覚を伴って考える私たちは、この一つに同調しているが、しかしエーテル体の側からすると、はじめから同時に七つあるようなものなのだ。

　地球は月が一つしかないので、上位の次元の法則が断絶を起こし、地球は離れ孤島のようになっているという話を思い出してほしい。それを乗り越えるための古代から続くシステムがあった。

　ダライ・ラマは7代でやっと一つのダライ・ラマのシステムになる。すると、これはより上位の次元と型共鳴を起こし、イエソドとマルクト、あるいは太陽・地球・月の断絶を乗り越えて、類感的に、上位の次元のものを降ろしてくることが可能になる。つまり七つのイエソドは、上位のアストラル体の受け皿になれる。しかし、このエーテル体のうち一つでも足りないものがあるとそこに上位のものは完全なかたちでは宿らない。型共鳴によって力を降ろすためには、同じ鋳型がないとつながらないのだ。完全なかたちで上位の法則が降りてくると、下にあるものは上に引き上げられる。下にあるものは、すべてを揃えて待つということしかできない。揃えば降りてくる。そして自身が引き上げられる。

　私たちの地球の月は一つしかないが、異なる時代の月も合わせて七つ揃えると、地球の特殊な特性、すなわち上位の法則の反映を

しないという性質を乗り越えることができるので、このためにダライ・ラマシステムのようなものは、古代からいろいろな地域にたくさんあったと思われる。

　日本では出口王任三郎は、円山応挙から7代続く流れの中にあるという。現実には王任三郎は5代目だが、時間の順番は問題にならないと考えなくてはならない。関連づけられた帯が7代で構成されるという意味なのだから。キリストもおそらくそのようにして生まれた。そしてそれはアーリマンの趣旨、すなわち地球を宇宙から孤立させる（つまり神から離反する）という計画には反するものだったので、そうした家系を見つけ出しては絶滅していったグループがいる。7代のうち、一人殺せばこのシステムは機能しない。

　タマシズメとタマフリは、まさに異なる前世のアクセスということにかなり適合したものなので、この勾玉タマフリは何度練習しても価値がある。

【3】ホロスコープ

　自分の出生のホロスコープを用意する。七つの前世は、月・水星・金星・太陽・火星・木星・土星に代表される。それぞれ左手で持つボールペンの先で指し、この中に入っていく。出生図は今の人生の特性を示している。これは前世ではない。だが、それぞれの惑星は、この前世情報へつながる入り口になっていると考えられる。惑星の中に入ることで、前世を探索できる。

　ホロスコープは曼荼羅だと考えよう。実際に12の区画の中に七つを描いた曼荼羅が存在する。

　西洋占星術に詳しい人は、トランジットの月が出生図の特定の惑星の近くにある時に、この惑星が示す前世に行くという方法も

有効性が高い。これは自然界のエーテル物質を利用することであり、タマフリ儀式は、自力で集めて、このリズムに依存しないことを目指している。

【4】曜日を活用する

月曜日・火曜日・水曜日・木曜日・金曜日・土曜日・日曜日の7日を、それぞれの探査の分類に使う。決まった曜日に決まったカテゴリーに行く。

【5】回転ドアに通し番号をつける

上昇して、回転ドアの扉の中に入る時に、ドアに部屋番号のようにナンバーをつけておく。正面を1として、左回りに2・3・4・5・6としてもよい。今の人生を0としておく。

これ以外にも方法はたくさんあると思われます。

この中で最も強烈なのは、言うまでもなく、勾玉を使った方法です。これを繰り返すことで、七つの前世のすべてが今の人生に協力してくるとともに、今の人生の力を強め、また大きな自己への架け橋も強くなるのだといえます。

この七つの石のメソッドを読んだ時に、『南総里見八犬伝』を思い出した人もいるかもしれません。伏姫(ふせひめ)は犬と交わり8人の子供を産みました。犬は人よりも下の次元に存在するものを象徴しており、つまりは一つの魂が、七つに分岐するように、八つに分岐したことを意味します。あるいは、犬はイエソドの生き物というシンボルでもあります。イエソドの

中に八つの分身が生まれたということです。

　ここで伏姫と合わせて９人になるのは、エニアグラムのような構造でもあります。エニアグラムは数字が九つ書かれていますが、現実には、オクターヴの七つの音のめぐり方を図示したものです。七つの音プラス動作原理としての３の数字が組み合わされ、三角形のうちの一つが七つの音のドの音と共有されているという図です。

　私たちがインテグラル・ヒプノをするというのは、時代のあちこちに散らばった八剣士を呼び出し、一堂に会する場を作ったというふうに考えてもよいでしょう。

　仏教曼荼羅では、中心の場の周囲に八つの如来・菩薩のセクターがあります。それは生命の樹のティファレトを中心にして八つのパスがつながっているという光景でもあり、それは私たちの身体では、松果腺の周囲に八つのアームがあるという構造に投影されます。エーテル界の胸であるティファレトは、物質界の頭に当たるからです。

前世質問リスト

靴（色、素材、様子、形、新しいか古いか）	
性別	
年齢	
国籍	
名前	
職業	
生活スタイル	
今、どこにいるのか	
交友関係	
どういう事件があったか（何に一番時間をかけ、何に一番真剣に取り組んだか）	
ハッピーかどうか	
旅をしたか	
家は	

前世イメージの中に入った時に、ただ漠然と探査するよりも、質問リストに従って問いかけた方が、詳しく知ることができます。質問されて初めてイメージが出てくるというものがかなり多いのです。ですので、どこかの前世に入ったら、この質問表を思い出してメモしてみましょう。

楽しみ	
整理整頓の能力	
結婚	
死についてどう考えていたか	
学歴	
集団社会の中での位置	
友人	
精神生活	
今の人生とどのような関連があるのか	
今していることの動機がそこにあるか	
今の人生と関連づけてどのような理解が要求されているか	

おわりに

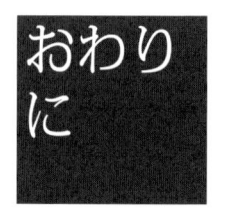

千駄ヶ谷の事務所「てんぐりたぐ」で、毎週、θ波の脳波になっていろいろなものを探索するという研究会をしているのですが、最近は、鉱物を調べることを何度か試みたことがあります。

本書では、7種類の前世を探索する時に、鉱石を活用するということを推奨していますが、こうした鉱石は精密な結晶を持っていて、その個性は非常にはっきりしています。それが作り出す波動は極めて安定していて、純度が高いので、7種類の前世を探索する時には、その信号を灯台の明かりのようにして安定した探索ができるようになります。

ところが最近、こうした純粋な結晶ではなくて、河原の石のような、いわば名もないような石を調べてみるということを試みたのです。私も参加して見ていたのですが、例えばある石は複雑な幾何図形を描いていて、しかも、その都度変化していくという奇妙なものでした。それが原因で、いろいろな複合的な用途に活用できるというふうな印象がありました。

結晶というのは、波動を作り出すための基盤になるものなので、このように複雑な図形を描くような石というものは、ある意味では柔らかい作用を持ち、複数のものをブレンドするような性質があります。この複雑な図形は参加者が持参した石が持つ特殊な性質ではなく、むしろ、河原の石や山から取ってきた石に共通した特徴ではないかと思うようになりました。

その場ではなく、1日経過してそう思ったのです。

例えば、水晶を考えてみると、この水晶の安定した結晶を作り出すために、何億年もかかっています。私は本書で長い生まれ変わりサイクルのことを説明しましたが、それでもせいぜい2万6000年という短いサ

イクルについて扱っているにすぎません。ところが水晶は、そんな短期的なものではなく、もっと深い部分で、少しずつ形成されているということになるのです。

　近所で拾ってきた石は、こうした水晶のような長期的なところで形成された結晶ではありません。むしろそこに至る途上にあっていろいろな要素が混じり合っていて、結晶にはまだなれないような状態でもあるのです。いわば、鉱石見習いです。

　日本では、神道などに「イワクラ」という発想があります。私もイワクラ学会の前準備的な集会に参加したことがあります。

　イワクラはどこかの岩に神様が宿るというふうな考え方であって、神社の建物は、その手前に建てられています。神社の建物は、本当のご神体を隠すために作られる場合もあります。このイワクラは何の変哲もないような石だったりします。

　例えば京都の松尾神社の裏山に上がったことがありますが、そこに神社の本体を表すイワクラがあるといわれています。それは巨大な岩です。これは先程説明した水晶などに比べると、極端に歴史の浅い波動を持っています。同時にまたそれは、純粋な結晶ではなく、複合的な傾向も兼ね備えています。

　一時「パワースポット」というものが注目されましたが、例えば京都にたくさんのパワースポットがあるといわれても、それはせいぜい千年程度の歴史しかありません。長い歴史の中では、一瞬で忘れられてしまうような種類のものではないでしょうか。つまりそれだけ文化的であってそしてまた反対に根源的ではないということです。

　そのように考えてみると、純粋な鉱石を使った場合には、前世探索はや

はりこの太陽系の中の惑星に対応するようなもっとベーシックで安定した基盤を元にして探索していくということになるでしょう。そしてもっと細かい表層的な所の体験の探索に関しては、身近なところで拾ってきた石を使うということも可能なのではないでしょうか。

　この研究会では、石を探索するだけでなく、他にもホロスコープを探索するということをいつもやっています。ホロスコープに関する知識はこの探索の邪魔をしません。むしろ、イメージを作り出すためのはじめの入口（押し車）であって、それを通じてもっと奥に入り込んでいきます。やはりそれは大抵の場合、前世探索まで入り込んでいくということが、ほとんどだと思います。時々、かなり具体的で細かい内容にまで入り込んでしまう場合があります。

　ホロスコープに対する具体的なリーディングの方法は、こうした奥のものを読むまで至ることはありません。それは、前世探索まで至るような深さというものを持っていないために、惑星を通じて探索するという前世探索の目的のためには、あまり役に立たない場合も出てきます。その代わり、今の人生を考えるという目的では、比較的実用的で役に立つような読み方ができるわけです。

　純粋にホロスコープだけを読むというやり方は、ある時代に作られた偏ったやり方かもしれません。本来の探索方法としては、人間誰もが持つ知覚者と解説者という2種類の作用を使ってリーディングしていくために、私が研究会でやっているようなθ波リーディングを併用していたのではないでしょうか。知識としてのテクニックはごくごく表面的なものしか読めないからです。

　その点では、もともとのやり方に戻す実験として、今やっている研究

会のようなやり方は、正統派の方法ではないかとも考えます。おそらく、未来的にはこれがスタンダードになってしまう可能性は十分にあるでしょう。西洋占星術の扱い方を本来のものに戻す手法の一つです。

　最後となりましたが、担当編集の高木さんにはいつもお世話になっております。どうもありがとうございます。

著者紹介

松村　潔（まつむら・きよし）

1953年生まれ。占星術、タロットカード、絵画分析、禅の十牛図、スーフィのエニアグラム図形などの研究家。タロットカードについては、現代的な応用を考えており、タロットの専門書も多い。参加者がタロットカードをお絵かきするという講座もこれまで30年以上展開してきた。タロットカードは、人の意識を発達させる性質があり、仏教の十牛図の西欧版という姿勢から、活動を展開している。著書に『完全マスター西洋占星術』『魂をもっと自由にするタロットリーディング』『大アルカナで展開するタロットリーディング実践編』『タロット解釈大事典』『みんなで！　アカシックリーディング』『あなたの人生を変えるタロットパワーワーク実践マニュアル』『パワースポットがわかる本』『水晶透視ができる本』『トランシット占星術』『ヘリオセントリック占星術』『ディグリー占星術』（いずれも説話社）、『決定版!!　サビアン占星術』（学習研究社）ほか多数。
http://www.tora.ne.jp/

本当のあなたを知るための前世療法
インテグラル・ヒプノ独習マニュアル

発行日　2013年4月1日　初版発行

著　者　松村　潔
発行者　酒井文人
発行所　株式会社 説話社
　　　　〒169-8077　東京都新宿区西早稲田1-1-6
　　　　電話／03-3204-8288（販売）03-3204-5185（編集）
　　　　振替口座／00160-8-69378
　　　　URL http://www.setsuwasha.com/

デザイン　染谷千秋（8th Wonder）
編集担当　高木利幸
印刷・製本　株式会社平河工業社

© Kiyoshi Matsumura Printed in Japan 2013
ISBN 978-4-906828-01-2 C 0011

落丁本・乱丁本は、お取り替えいたします。
購入者以外の　第三者による本書のいかなる電子複製も一切認められていません。